JN267905

ライブラリ 脳の世紀：心のメカニズムを探る **1**

久保田 競・酒田 英夫・松村 道一 編集

脳科学への招待

神経回路網の仕組みを解き明かす

松村 道一 著

サイエンス社

「ライブラリ 脳の世紀：心のメカニズムを探る」の発刊を祝う

　新しい世紀，21世紀を迎えつつある今，「ライブラリ 脳の世紀：心のメカニズムを探る」を発刊できることを心から喜ぶものである．

　500万年前，動物を捕って食べるようになった私たちの祖先は，脳の存在を知っていたに違いない．なぜなら，化石などに動物の脳を食用にした形跡が残っているからである．しかし，そのことが，歴史に残るようになったのは，石器時代になってからで，脳という漢字が作られてから，古代エジプトでパピルスに脳を意味する象形文字が見られるようになってから，である（西暦前17世紀）．脳という字の右側は頭蓋骨の上に頭髪が3本ある様子を示している．古代中国の脳という字では頭蓋骨の上部に突起（前頭稜，高等霊長類にみられる）がある．

　ギリシャ，ローマ時代には動物の脳の解剖が行われた記録がある．人の脳の解剖はルネッサンス期になってからで，近代的な解剖学としての脳の記載は，ヴェザリウスに始まる．引続き脳の形態の研究が行われ，色々な場所に名前がつけられ，神経解剖学が誕生した．同じころ，生理学が医学，生物学の一分野となった．

　19世紀中ごろに神経細胞の顕微鏡による記載が行われるようになった．19世紀末になるとニューロンという言葉がつくられ，脳の働きの科学的研究も行われるようになり，大脳生理学が生まれて生理学の一分野となった．しかし，「心」に関しては哲学，心理学の問題とされ，脳研究から切り離されることが多かった．

　20世紀になると脳の働きを神経などの電気活動で調べる，神経生理学が誕生した．20世紀の半ばになって，分子生物学が生まれたことがきっかけとなり，神経解剖学，神経生理学その他の研究方法と合わせて脳を研究し，「心」をニューロン，分子のレベルで理解しようという試みが始まり，それらを総合した神経科学が誕生した．今日では動物にも心があることを誰もが認め，高次の精神機能を単一ニューロンレベルで分析しヒトの脳の機能的画像と照らし合わせて知・情・意の働きを実験的に研究することができるようになった．

　本ライブラリは，このような人類による脳研究の急速な進歩を解りやすく解説して21世紀への展望を開くことを目的に編集された．

　脳についての知識を自分の生き方に役立てて頂ければ幸いである．

久保田　競
酒田　英夫
松村　道一

はじめに

　「こころ」という言葉をタイトルあるいはキーワードにした脳科学の本が，今日ではたくさん刊行されている。しかしそれらの本をひもといてみると，「こころ」という人類永遠の大問題を直接論じたものではなく，「こころ」から派生する多様な現象を（それも周辺部だけ）解説した内容である場合が多い。いかに脳科学が進歩してきたとはいえ，私たちの知見はまだ「こころ」の全体を見通すレベルに達していないと考えるべきであろう。科学の現状を鑑みればそれはそれでやむをえないことではあるのだが，軽い失望感を持つ読者がいるのもまた当然ではなかろうか。

　「こころ」の問題は古来より哲学の課題であった。そして長い間，哲学は人間の純粋思考のみを道具として，その独自世界を構築してきたのである。残念ながら哲学には客観的にその正邪を検証できる方法がないので，その思想はともすれば言いっぱなしになる危険性があった。しかし哲学の思唯に自然科学の成果がフィードバックされるとすれば，「こころ」の問題に関するより強固な基盤が築かれるのではないか，と期待するのはおそらく筆者一人ではあるまい。それと同時に一方では，猛烈なスピードでがむしゃらに進んできた自然科学が，現在ともすればその目的を見失いがちとなり，哲学の道標が必要な段階にさしかかっているという印象も強い。

　本来ならば，著作の巻頭章あるいはシリーズ本の第1巻というものは，全体または全巻を鳥瞰するような概論を展開したり，それらの基本となるべき事項の説明に徹底すべきであるかもしれない。しかし前者を採用した場合には，その内容がともすれば難解になりすぎて，読了をあきらめる人が少なからずいるし，後者の場合には予備知識のある人にはいささか退屈になるきらいがある。本巻ではこの両方をこなそうという方針をとったが，なるべく難解にならないように，読者諸君を退屈させないように配慮したつもりである。

　幸いにしてと言うべきだろうが，「こころ」についてはまだまだ不明な事

のほうが多いので，概論としても若干の勇み足は許されてよいと（本著者が勝手に）思っている。これまで神経科学が明らかにしてきた多くの事実を正確に記す必要があるのは勿論であるが，これらは「こころ」という全宇宙から見れば，それぞれ空間の微小な一地点を占めているにすぎない。「こころ」の全体像を理解するためには，それらをつなぎ合わせる作業が必要になるのである。まだ誰も見たことのない世界を案内するのであるから，多少の想像力を必要とする場面も出てくるだろう。石橋を叩いてなおかつ渡らないのでは，好奇心に満ちた読者に満足感を与えることはできない。ただ根拠のない空論だけが先行することは，科学書として避けなければならないのは勿論である。

　本書は以上のことに留意して書き上げられた。その意味で，第2巻以降の本格的な脳科学の解説部分とは，やや趣を異にしている。一面では本ライブラリの水先案内としての入門編の部分を持っているので，他書の難解な部分にさしかかったときに，振り返ってリファレンスとしても役立つように工夫をしてみた。また一面ではまだ先の見えない世界を概観する部分を持っている。脳科学に目の肥えた人には，いわば「脳科学の推理小説」として本書を楽しんでいただければ，著者の目的の一部は達せられたことになるだろう。

　本ライブラリの刊行と本書の執筆にあたっては，サイエンス社編集部の方々に大変お世話になった。とくに清水匡太氏の励ましがなければ，本書の刊行はまだまだ遅れていたかもしれない。ここに深くお礼申し上げる次第である。

　　　　　　　　　　　　　　　　　　　　　　　平成13年7月
　　　　　　　　　　　　　　　　　　　　　　　京都吉田山麓にて

目　次

はじめに …………………………………………………………… i

1　「こころ」の神経科学に向けて　　1
「こころ」のありか　　1
近代生理学への道のり ……………………………………… 1
「こころ」の異常と脳——臨床医学の観点 ……………… 4
心身一元論と心身二元論——哲学の領域 ………………… 7
神経科学に合流する諸分野　　9
心理学の歴史 ………………………………………………… 9
動物行動学の世界 …………………………………………… 11
コンピュータ科学——人工知能の試み …………………… 13
そして神経科学へ　　15
神経解剖学と神経生理学 …………………………………… 15
還元主義から全体主義へ …………………………………… 19
分子生物学から神経生物学へ ……………………………… 21
「ライブラリ 脳の世紀：心のメカニズムを探る」の構成について　　23

2　中枢神経系の構造　　29
中枢神経系の解剖学　　29
散在神経系から中枢神経系へ ……………………………… 29
脳の内部構造 ………………………………………………… 34
ニューロンと皮質　　42
ニューロンの形態 …………………………………………… 43
ニューロンの補佐役——グリア …………………………… 44
皮質の内部構造 ……………………………………………… 46

脳の発達と環境　50
脳の発達と老化 …………………………………………50
脳と環境 …………………………………………………52

3　ニューロンと神経情報伝達　55

膜電位の発生　55
電気化学ポテンシャルとは …………………………55
イオンチャンネルと平衡電位 ………………………57

神経細胞の興奮と活動電位　59
イオンチャンネルの構造 ………………………………59
チャンネルの開閉と活動電位 …………………………61
活動電位の伝播 …………………………………………63

シナプスと神経情報伝達　65
伝達物質の放出と受容 …………………………………65
シナプス後電位の発生 …………………………………67
セカンド・メッセンジャーを介する神経伝達 ………70
電気シナプス ……………………………………………71
伝達物質とレセプターの種類 …………………………72
レセプター・チャンネルの分子構造 …………………75

神経伝達の可変性　76
樹状突起の信号伝達特性 ………………………………76
シナプスの可塑性 ………………………………………78
学習のシナプス仮説 ……………………………………80

4　神経情報と神経回路網　85

神経情報とは何か　85
こころの神経回路網仮説 ………………………………85
活動電位が伝える情報量 ………………………………87

神経情報とポピュレーション・コーディング ……………………89
コラム構造とスパース・コーディング ……………………………94
同期化と脱同期化現象 ……………………………………………96
シナプスの情報調節機構 …………………………………………97
非神経性情報 ………………………………………………………99
神経回路網の基本的構造　　　　　　　　　　　　　　100
収束と発散 ……………………………………………………100
並列回路と冗長性 ……………………………………………101
広域投射系 ……………………………………………………104
抑制性回路の重要性 …………………………………………105
開回路と閉回路 ………………………………………………109
神経系のモジュール構造と階層性 …………………………111

5　神経回路網の情報処理機能　　　　　　　　　　　　115
神経回路網の動作原理　　　　　　　　　　　　　　　115
神経回路網の数理 ……………………………………………115
論理回路と神経回路 …………………………………………116
パーセプトロンの開発 ………………………………………118
神経回路網の静的特性　　　　　　　　　　　　　　　120
特徴抽出機能 …………………………………………………120
演算機能 ………………………………………………………123
統合と競合機能 ………………………………………………124
神経回路網の動的特性　　　　　　　　　　　　　　　125
パターン発生機構 ……………………………………………126
スイッチング機構 ……………………………………………128
情報を創る機能 ………………………………………………130
階層間の相互結合 ……………………………………………133
神経回路網の適応性　　　　　　　　　　　　　　　　134

学習機能 …………………………………………134
  記憶機能 …………………………………………136
  神経回路網の自己組織化現象 ……………………138
  未知の機能 ………………………………………141

6 脳研究のメソドロジー　　143

分子レベルの研究法　　143
  微量物質を追う …………………………………143
  分子形態を追う …………………………………144
  分子機能を追う …………………………………145
  学習や記憶に結び付く長期的変化を追う ………146

ニューロンレベルの研究法　　147
  細胞内電位記録法 ………………………………147
  細胞形態の組織学的研究 ………………………149

システムレベルの研究法　　151
  神経回路の解明 …………………………………152
  組織学的アプローチ ……………………………152
  生理学的アプローチ ……………………………154
  単一ニューロンの記録 …………………………157
  複数ニューロンの相関解析 ……………………160
  単純化されたシステムの研究 …………………163
  情報論的立場 ……………………………………165

非侵襲性測定技法　　167
  脳波計 ……………………………………………167
  脳磁計 ……………………………………………168
  形態的イメージング装置 ………………………169
  PET ………………………………………………170
  f-MRIと近赤外線トポグラフィ …………………173

個体レベルの研究法　173
　神経病理学と臨床心理学…………………………………………174
　脳の進化論………………………………………………………175

7　こころの解明に向けて　179
こころの入口　179
　こころの理解とは………………………………………………179
　中枢神経系のカオス……………………………………………180
　決定論からの決別………………………………………………183
　脳活動の自由性…………………………………………………185
こころの生成条件　186
　ゲーデルの不完全性定理………………………………………186
　自己言及と回帰的な情報処理構造……………………………187
　階層構造と創発性………………………………………………190
　臨界値と相転移…………………………………………………191
　未知の相互作用…………………………………………………193
こころの発生過程　195
　こころの系統的進化……………………………………………196
　こころの定在性を可能にする脳構造…………………………198
　こころを実証するテスト………………………………………201
読者への挑戦——こころはどこにあるのか，どのようにして作られたのか　203

おわりに ……………………………………………………………205
引用文献 ……………………………………………………………207
人名索引 ……………………………………………………………211
事項索引 ……………………………………………………………213
執筆者紹介 …………………………………………………………221

1 「こころ」の神経科学に向けて

> 神経科学という学問分野の名称を初めて知った読者は，かつてよく使用されていた神経生理学や脳生理学という名称と，どこがどう違うのか戸惑いを感じるのではなかろうか。また「こころ」の解明をその本義としている心理学とは，目的や方法論も含めてどのように関連しているのかも知りたいに違いない。それから認知科学という新進の分野との関係も，多くの読者にとって興味ある問題だと思われる。本章では，神経科学の発展の歴史と周辺分野との関連を，ごく大まかに紹介することにしよう。

「こころ」のありか
▶ 近代生理学への道のり

　私たちがものを感じたり考えたりする「こころ」の働きが，脳によって生み出されているとするのは，現在では自明のことだと思われている。しかし過去の人々にとって，ことはそれほど明らかなものではなかった。古い文献を探っていくと，西洋でも東洋でも，こころのありかにはさまざまな説が提唱されていたことがわかる。精神は脳に存在すると最初に考えたのは，古代ギリシャの医学の祖ヒポクラテス（Hippocrates：紀元前5世紀）であるとされている。眼球から出ている視神経をたどっていくと，脳に入り込んでいるということを確かめて，彼は精神活動が脳に宿っていると結論づけたのである。

　またこの頃には，かなり詳しい解剖の知識もあったようだ。脳に関する解

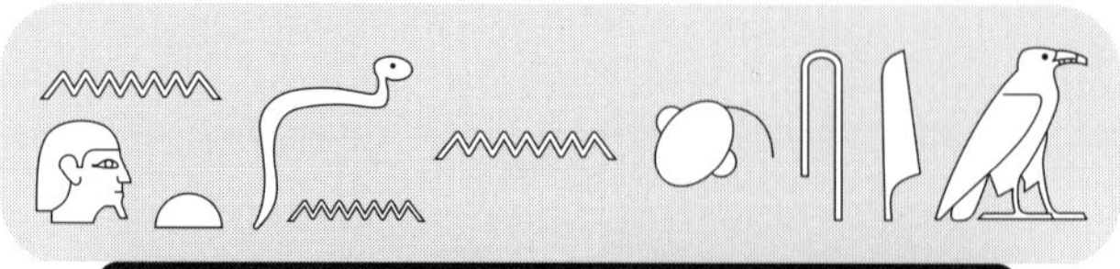

図1-1　紀元前1,600年頃のエジプト文字
（Breasted, 1930[2]）
脳（あるいは頭蓋の中身）という意味を表している。

剖用語は今もラテン語が使われているが，その多くが古代ギリシャ語や古代ローマ語にその起源をもっている[1]。ちなみに文献に脳のことが記載されているのは，紀元前1,600年頃にパピルスに書かれたエジプト文字が最初だとされている（**図1-1**）。そこには脳が受けた外傷と，そのために起こった症状について記述がされている。また古代中国の医学書である『黄帝内経』には，「経絡」という用語が出てくるが，これは鍼灸のツボをたどる経路のことであり，必ずしも末梢神経系の走行と一致しているものではない。

　ヒポクラテスの精神活動の脳局在説は，残念ながら主流とはならず，「こころ」は心臓に宿ると唱えたギリシアの博物学者アリストテレス（Alistotle）の説が，以降長く信じられてきたのである。また古代ローマ時代の医師ガレノス（Galenos）は，ヒトや動物の脳を解剖して，液体の満ちた空洞（脳室とよばれる部分）がその実質よりも重要であると考え，ここに霊気が貯えられると唱えた。これが精神の脳室局在論となり，精神と肉体の二元論を支える形で，1,500年もの長い間西洋で信じられることになった（**図1-2**）。徹底した合理主義者であり機械論者でもあったデカルト（Descartes, R.）は，精神は脳室に面した内分泌腺の松果体に宿ると考えていた[4]。一方の東洋医学では，心あるいは「気」が宿るのは，内臓部分（肝胆）であるとされていた。現在でも「あの人は肝がすわっている」という言い方が残っているくらいである。

　しかし18世紀の終わりになって，オーストリアの解剖学者ガル（Gall）が骨相学なる新説を出すにおよんで，脳の実質はふたたび主役の座についたのである。ガルは，大脳皮質のいろいろな場所でそれぞれ違った精神活動が営

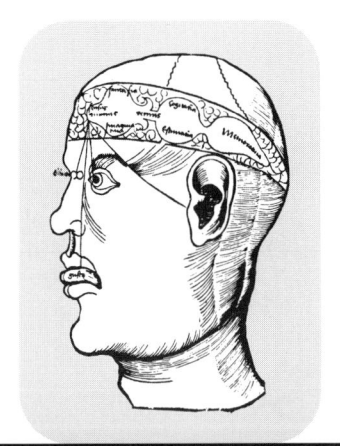

図1-2　1,503年に出版されたレイシュの百科辞典に掲載された脳解剖図
(Reisch, 1503)

3つの脳室に相当するところに，感覚・幻想・想像・認知・判断・記憶の文字が書かれている。

まれていると考えた（**機能の局在説；図1-3**）。骨相を診てもらうのが，当時の上流階級の流行になったこともある。ガルのこの極端な説は今日では誤りとされているが，彼の説がきっかけとなり，脳の実質部分がふたたび注目を集めるようになったのである。

19世紀半ばにフランスの医師ブローカ（Broca, P.）は，言われたことは理解できるのに，発話がほとんどできない失語症患者の症例を報告した。この患者には知能面での障害がなく，退院後もそのまま病院の下働きとして雇われていた。彼の死後脳解剖が行われ，左前頭葉の側面に病変が見つかった。ブローカは，この大脳部位が発話に関係する領域であると推定した。

その後ドイツのウェルニッケ（Wernicke, C.）は，ブローカの症例とは異なる別の失語症患者のケースを報告した。その患者の聴覚自体は正常であったのだが，聞き言葉の理解がほとんどできなかった。立て板に水のごとく流暢に発話できるにもかかわらず，その意味内容がまったく支離滅裂であった。その患者の損傷部位が左半球側頭葉および頭頂葉・後頭葉の境界領域にあったことから，ウェルニッケはこの部位を聞き言葉の理解領域であると考え，

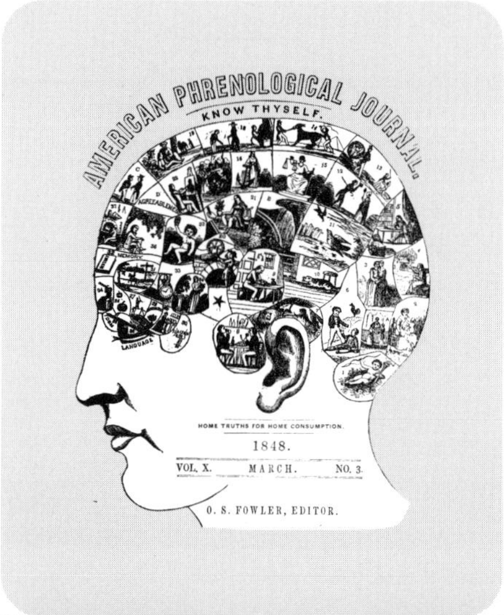

図1-3 アメリカ骨相学会誌の表紙
(American Phrenological Journal, 1848[5])
大脳の機能が各部位にイラストで示されている。

ブローカの発話領域と異なる**言語野**を発見したのである（**図1-4**）。

このような言語野の発見と相前後して，フリッチュ（Fritsch, G.）とヒツィッヒ（Hitzig, E.）は電気刺激によって筋収縮が起こる大脳部位を見つけた。これが**運動野**とよばれる領域である[8]。こうして脳がさまざまな情報処理活動の基盤となっていることと，その脳内局在が実証されるようになった[9]。このような研究が，神経科学とよばれるビッグサイエンスへと発展して行くのである。

▶「こころ」の異常と脳──臨床医学の観点

　言語機能や運動機能が脳の重要な活動であることは認めても，それは「こころ」そのものではないと考える人も多い。もっと深遠なこころの働きは，こころの障害と対比して考えることで，より深く理解できる場合もある。精神の異常現象は古代エジプト以来よく知られていた。しかしその発症メカニ

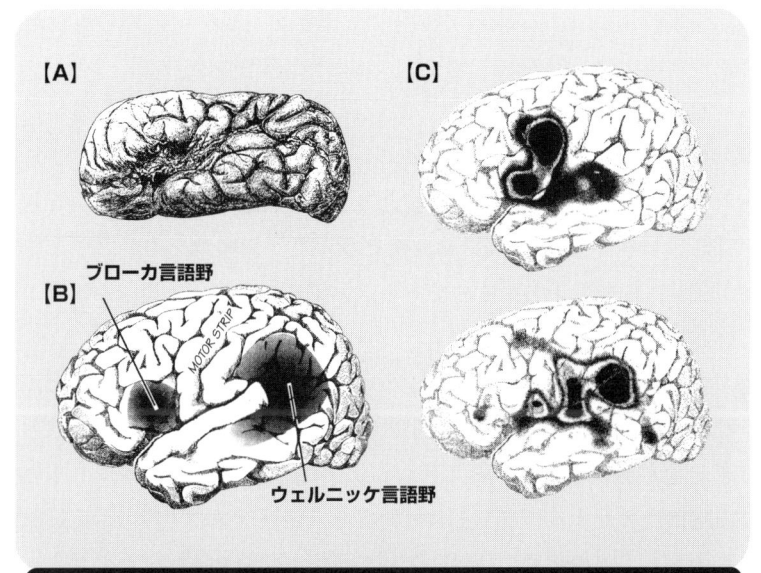

図1-4 言語野（A：Marie,1906[6]；B,C：Fischbach,1992[7]）

A：ブローカが報告した，失語症患者「タン」の脳。左半球の前方部に損傷がみられる。B：古典的なブローカの言語野とウェルニッケの言語野。C：現在のPET装置によって確かめられた，言葉を話しているときに活動している領域（上段）と，言葉を聞いているときに活動している領域（下段）。いくつかの小さなブロックが活動していることがわかる。

ズムがわからず，有効な治療法が見出せなかった時代には，精神の異常は悪魔の所産であると信じるしかなかったようである。ヒポクラテスの著書にも，女性にその典型例が多いために，ヒステリーの原因は子宮の運動であるとする論述が残されている。

　精神異常は純粋に医学の問題である，という見解が発表されたのは16世紀のことであるが，精神異常者に対する社会的偏見はまだまだ長く続いた。精神異常に対する治療行為は，19世紀になっても隔離された建物の地下で行われてきた。アメリカの独立戦争の時代にイギリスを統治していたジョージ3世は，「狂える王」としても知られている。これがポルフィリン尿症とよばれる遺伝的代謝異常によって引き起こされる病気であることが判明したのは，後年になってからのことである。またアメリカ南部の州を中心に多発

した，譫妄や混乱を主症状とするペラグラ症は，ビタミンB_2の欠乏症であることが判明した。黒人が主食としていたトウモロコシには，このビタミンが不足していたのである[10]。進行性麻痺を引き起こし，一時的な精神高揚をもたらすけれども最終的には痴呆に至る病気は，梅毒の脳感染によるものであることがわかっている。また慢性アルコール中毒も健忘や痴呆を起こすが，これはビタミンB_{12}の欠乏が原因となって，側頭葉を中心とする領域の萎縮が起り，機能低下を来すのである。いずれも今日では適切な治療が行われている。

老人性痴呆症の一種であるアルツハイマー症の患者の脳を調べると，マイネルト基底核とよばれる部分の大半の神経細胞が死滅し，アミロイドとよばれる沈着物が形成されていることがわかった[11]。このマイネルト基底核の神経細胞は，アセチルコリンという物質を，情報伝達の手段として細胞内に保持しており，この物質の枯渇によって記憶や学習機能が損なわれるのである。精神分裂病や躁うつ病なども，神経情報の伝達に関与しているカテコールアミンと総称されている物質の代謝異常であることが，すでに突き止められている。これらの精神異常は遺伝性の病気であり，この代謝異常に関係すると考えられている遺伝子が，現在ではいくつも見つかっている。

上記のような種類の精神異常は，脳内に組織学的・薬理学的に検証可能な異常が起こっていることが確かめられており，今日では器質性の病気として分類されている。しかし現代病であるストレス性のノイローゼや，肉親の死などによって一過性に起こるうつ病などは，薬理学的にはっきりした病巣を見つけることができず，中枢神経系の機能性の異常として分類されている。これらの思考や情緒活動に関する異常については，その原因が脳内に存在することに異議を唱える人はいない。しかしながら，これらの活動を支えているさらに深い精神活動，すなわち意思や意識（あるいは自己意識）がどこにあるかという問題は，今でもさほど自明なことではない。そもそも精神と肉体との関係という根本問題にしてからが，科学者の間でもいまだに異論続出の状態なのである。

▶ 心身一元論と心身二元論——哲学の領域

　こころと肉体の問題は，哲学や宗教の最重要課題として長く論議されてきた。デカルトが松果体を重要であるとしたのは，肉体とは独立した精神（魂）が，松果体を通じて，肉体を操作していると考えたからである。これは精神と肉体が完全に別のものであるとする，典型的な心身二元論である。今日流に解釈すれば，脳は魂（霊）から松果体というインタフェースを通じて指令を受け取り，全身の知覚や運動を支配することになる。

　もちろん精神と肉体の関係は，一元論か二元論かといった単純な二者択一の問題ではない。この両極端の間に，さまざまな思想家が独自の考え方を展開している。ブンゲ（Bunge, M.）は『精神の本性について』という著作の中で，精神と肉体の関係を論じた古今の思想を，唯物論と観念論を新たな軸として整理し直している（図1-5）。心身問題に関するすべての考え方がこの図の中に網羅されているわけではないが，非常に簡便にまとめられていて，私たちの道しるべとして有益なものだと思うので，ここに少し引用してみよう[12]。

　まず精神的なものが唯一絶対のものであるとするのがM1の観念論である。ドイツ観念論の大家ヘーゲル（Hegel, G.）は，むろんこの立場である。M2はスピノザ（Spinoza, B.）やラッセル（Russell, B.）らの考え方で，もともと同じものが非常に多彩な現れ方をすることで，精神的なものと肉体的なものが別個に表出するとする立場である。M3は，後述のワトソンやスキナーなどの行動主義的な考え方で，人間の活動に精神的なものを仮定する必要はないとする，消去的唯物論である。M4は還元的唯物論で，精神現象は非常に複雑なものではあるが，結局のところすべて物質の相互作用として説明できるとする考え方である。最近の研究者では，DNAの構造決定でノーベル賞を受賞したクリック（Crick, F.）も，この考え方に立脚している。M5は創発的唯物論と称されるもので，生体に特有な性質や法則のうえに立って，さらに脳にのみ存在している非常に特殊な構造と機能によって，精神というものが発現しているとする考え方である。M4とM5の違いは，単に程度の問題かもしれないし，あるいは本質的なものかもしれない。

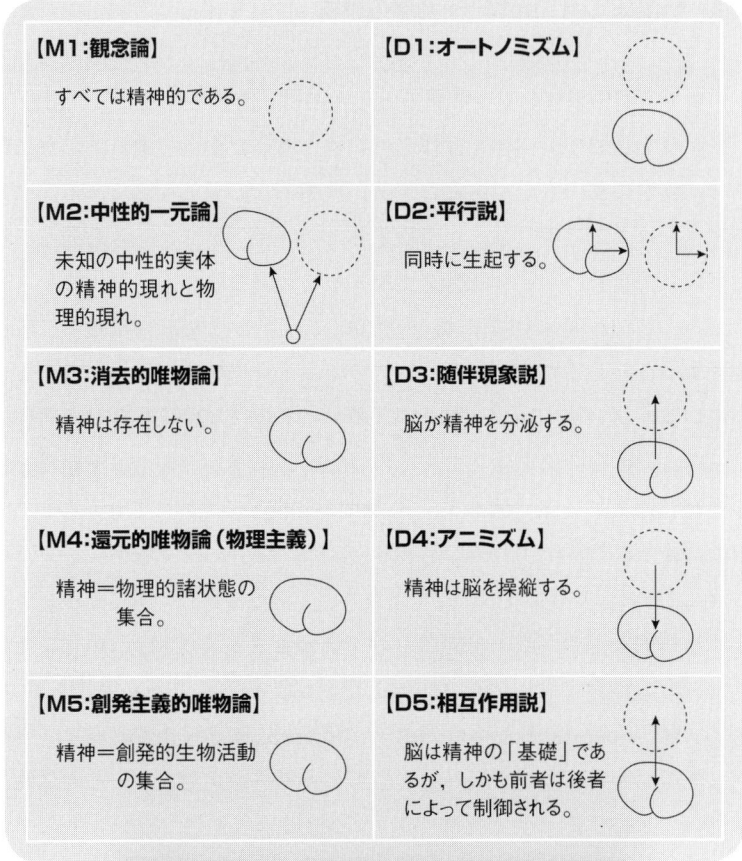

【M1:観念論】 すべては精神的である。	【D1:オートノミズム】
【M2:中性的一元論】 未知の中性的実体の精神的現れと物理的現れ。	【D2:平行説】 同時に生起する。
【M3:消去的唯物論】 精神は存在しない。	【D3:随伴現象説】 脳が精神を分泌する。
【M4:還元的唯物論（物理主義）】 精神＝物理的諸状態の集合。	【D4:アニミズム】 精神は脳を操縦する。
【M5:創発主義的唯物論】 精神＝創発的生物活動の集合。	【D5:相互作用説】 脳は精神の「基礎」であるが，しかも前者は後者によって制御される。

図1-5 精神と肉体との関係を論じた諸説
(Bunge, 1982[12])
一元論の立場をM列で，二元論をD列として整理した。

　二元論に目を転じよう。D1は，精神と肉体はまったく独立に存在しているという考え方である。ウィトゲンシュタイン（Wittgenstein, L.）がこの立場をとっていたこともある。それとは別にライプニッツ（Leibniz, G.）は，精神と肉体とは，完全に独立ではないが平行して同時に存在していると考えた（D2説）。D3とD4の説は，どちらか一方が優位に立つ考え方である。肉体（すなわち脳）がまず存在し，それが精神作用を分泌する場合（D3）と，

逆に精神がまず存在し，肉体を制御している場合（D4）がそれに相当する。プラトン（Plato）や中世の哲学者が採用した考え方である。D5は先般のデカルト説で，両者は対等で相互に作用を及ぼし合うと考えるのである。

　これらの哲学的論争に足を踏み入れることは，本書の目的とするところではない。しかし不十分ながらも，これらの論争に参入できるだけの科学的下地が，20世紀末にはできあがってきたといえるだろう。21世紀がこころの探究の世紀であるとよばれるのは，けっして由なきことではないのである。

神経科学に合流する諸分野

　前節では，「こころ：mind」や「精神活動：mental activity」という言葉を，厳格には区別せずに使ってきた。「こころ」という日本語も「mind」という英語も，非常に多義に解釈されているので，うっかり使用すると混乱が生じることになる。「精神活動」という言い方をすれば，知覚や認知行動・記憶・学習・感情などの諸要素の集合体として解釈される場合が多く，「こころ」といえば何となく唯一絶対のものとして考えられることが多い。そうすると，「こころ」とは「精神活動」を統一する主体であると定義することも可能かもしれない。しかし，この問題は最終章であらためて検討することにしよう。しばらくは「こころ」も「精神活動」も，同義語としてあいまいなまま扱うことにする。

　この「こころ」の核心に迫ろうとする神経科学の世界に足を踏み入れる前に，心理学や動物行動学そして人工知能研究など，こころとの関わりが深い分野の動向も簡単に紹介しておきたい。

▶ 心理学の歴史

　心理学の祖とよばれるドイツのライプチッヒ大学のヴント（Wundt, W.）は，ウェーバー（Weber, E.）やフェヒナー（Fechner, G.）が始めた感覚生理学（sensory-physiology）や精神物理学（psychophysics）を統合して，体系的な実験心理学（experimental-psychology）の基礎を築いて，多くの心理

学者を育成した。しかし彼やジェームズ（James, W.）の実験手法は，刺激の変化によって生じる経験内容の変化を，被験者自らの内観（内省）として言葉で報告させたものであるので，客観的記述を得るのは難しいと批判された。

ヴントやジェームズが，被験者の意識内容を重視していた（意識主義）のに対して，ワトソン（Watson, J.）やスキナー（Skinner, B.）は実験者が客観的に測定可能な刺激と行動のみを心理学の指標とし（行動主義），あやふやな意識やこころの介在を排した。極端な行動主義者は，意識やこころの存在を否定するが（ブンゲのM3），必ずしも否定的な立場をとらない場合でも，意識やこころを介在することなく，ヒトや動物の行動は説明できるとしている。この行動心理学（behavioral-psychology）の考え方が実験動物学に残した足跡は大きい。

20世紀前半にアメリカで主流となった行動心理学に対して，ヨーロッパでは知覚の研究を中心としたゲシュタルト心理学（Gestalt psychology）が隆盛をきわめていた。静止している光点を順番に点滅させると，光点の運動知覚が生じる（図1-6）。このような運動知覚は，そのもとになっている要素を単純に合わせたものからは生じないとし，全体の構成（場）が独特の心理現象を引き起こすのであると考えた。これを現在の視点からとらえると，要素主義・還元主義と全体主義との対立である。しかし全体論的な考え方が，再現性をもった厳密な科学に受け入れられるようになったのは，後述するように，カオス研究が実を結ぶようになった20世紀末のことである。

何でも新しがり屋のアメリカ人が，行動心理学の成果をベトナム戦争に応用したのは有名な話である。行動心理学の全盛時代に陰がさし始めたのは，アメリカ軍のベトナム撤退の時期である。行動心理学がこころの内面に立ち入ろうとしなかったのに対して，こころの内面を積極的に探ろうという心理学が復活してきた。この認知心理学（cognitive-psychology）は，被験者の内省に頼った意識主義を排し，仮説―実証の実験的な手続きを第一義にしている。現代の認知心理学は，計算論的神経科学（computational-neuroscience）

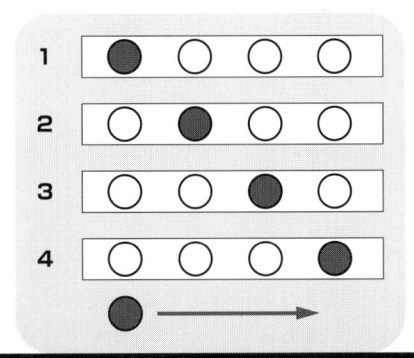

図1-6 ゲシュタルト心理学の発端となった仮現運動現象
一列に配置した電球を1から4の順に一定間隔で点滅させると，光が左から右に動いたかのように知覚されてしまう。それぞれの要素（電球）には運動の成分がないのに，刺激全体をみると新しい情報が発生していることになる。

との大きな境界領域をもっている。

　このような心理学の流れとは一線を画して，フロイト（Freud, S.）に端を発する精神分析学は独自の発展を遂げている。フロイトは，人間の行動には必ず原因があるとして心的決定論を唱え，催眠法や自由連想法を用いて精神疾患の診断・治療を行った。その大胆な仮定は必ずしもすべての科学者に支持されているわけではないが，その後ヤスパースを経て今日の精神病理学の一手法が確立されたのである。その一方でユングによる性格の考察によって，精神エネルギーの指向性を内向性・外向性に二分するような研究も行われた。またピアジェ（Piaget, J.）は物の概念の生成を研究することによって，発達心理学の分野を切り開いた。この分野の「心の理論：theory of mind」は，計算論的神経科学にも大きな影響を与えている。

▶ 動物行動学の世界

　かつて人間は，自らを万物の霊長と唱えることで，思考能力や言語能力・意識をもつ唯一の存在であると信じていた。また動物行動学者のティンバーゲン（Tinbergen, N.）やローレンツ（Lorenz, K.）らは，基本的な動物行動は本能行動と反射によって説明できると考えた[13]。そのための自動的な神

経回路が，脳内に組み込まれているというのである。また生後に獲得された適応的な行動であっても，その神経回路の形成と発達に意識作用は必要ないとした。

しかし動物行動学の研究が進むにつれて，これらの能力に関する人間の優位性・絶対性がゆるぎ始めた。人間だけが道具を使用するという考え方は，チンパンジーが道具を発明して使用しているという報告の前に，もろくも潰え去ったのである。ある程度の学習能力や推理能力は，さらに下等な動物でも証明されている。動物には自意識がないという見解も，チンパンジーの鏡の使用による実験によって否定されてしまったといえるだろう。

言語の使用だけは人間固有のものであるという根拠も，霊長類学者のたゆまざる努力の末に失われ始めている。人間の訓練を受けたチンパンジーやゴリラは，200語程度のボキャブラリーをもっているし，ボノボ（ピグミーチンパンジー）には1,000語を越えるボキャブラリーをもつものもいる。カンジという名前のボノボは，レキシグラムとよばれる絵文字を使って人間と会話することができるし（**図1-7**），今まで使ったことも教えられたこともないまったく新しい文を作ることもできる。人間との比較研究によって，カンジは2歳の幼児と同程度の言語能力をもっていることが証明された[14]。

さらに下等な動物の場合でも，極端な擬人的表現は当然のことながら排除されるべきだとしても，動物にはこころが存在しないと仮定するよりは，動物にもこころが存在すると考えた場合のほうが，その動物の行動をよりよく説明できるケースが多数見つかっている。グリフィン（Griffin, D.）は『動物の心』という著書の中で，動物行動に対する機械的な見方に修正を迫っている[15]。鳥が自分のヒナを外敵から守るために行う擬傷行動や，ミツバチがミツのありかを記憶する心的地図（mental map）の形成能力などは，心的過程が存在しなければ実現は難しい。もしも下等動物にも「こころ」というものを認めなければならないとしたら，動物実験にも意識や心的過程の研究の道が開けることになる[16]。

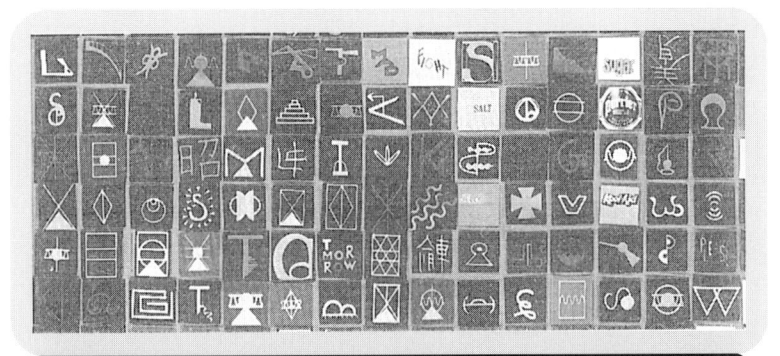

図1-7　ボノボの言語能力の実験に使用されたレキシグラム
(Savage-Rambaugh, 1993 (14))

これらの絵文字パネルを指先で順番に指定することで，実験者と会話できる。

▶ **コンピュータ科学——人工知能の試み**

　生き物の優れた機能をまねるために，人間は大昔からさまざまな創意工夫をこらした機械を発明してきた。紀元3世紀，中国の三国志時代の諸葛孔明は，山道でも荷物を運べるように牛や馬に似た運送車を発明したという。ダ・ヴィンチ（Da Vinci, L.）やデカルトも，人の機能をまねる機械を設計しようとした形跡がある。しかし機械工業が発展した時代になってからは，単なる機械仕掛けではなくて，知性をもったロボットの出現を期待する声が高まった。つまりフォン・ノイマン（von Neumann, J.）によってコンピュータが実用化される前から，計算機械を利用する人工知能（Artificial-Intelligence）の研究は実質上スタートしていたのである。

　チューリング（Turing, A.）は計算理論を確立し，論理的に構築できるプロセスは，計算機で実行可能であることを証明した。だから単純な演算の次にコンピュータに実現できた仕事は，定型的な実務の処理であった。しかし実際の業務は千差万別である。しかも時々刻々変化しているので，あらかじめプログラムされた処理レパートリーだけでは不都合が生じる。人間のもつ臨機応変さがコンピュータにはないのである。その局面に合った新しい処理方法を生成するということが，コンピュータ・プログラムに必要となったの

である．

　人間の思考様式が言語や論理に依存しているとすれば，コンピュータがシンボリックな（つまりプログラム・コードとして）操作を繰り返すことで，創造的な情報処理を行うことは可能だと人工知能研究者は考えた．しかしながら，新しい問題を解くソフトウェアや，ある問題に適したソフトウェアを自動的に作れるソフトウェアを，この方法で構築することにはまだ成功していない．多くの場合，問題解決に対する人間のやり方は，直観的（だいたいが適当かついいかげん）である．つまり論理的なものとは程遠い場合が多く，そのほうが画期的な解決法を発見できることが多い．同様に人間が知識を活用するやり方も，コンピュータのメモリーの利用の仕方とはまったく異なっている．

　そこで，人間と同じような（あるいはそれ以上の）処理能力をコンピュータ上で実現させるために，学習や記憶・推論の能力も含めて，人間の思考様式を勉強し直そうという気運が，人工知能研究者の間に起こった．そして「こころ」の内面を探ることに力を入れ始めた認知心理学者と，急速に接近することになる．この潮流が認知科学（cognitive science）であり，後述の神経科学とも常に境界を接しながら大きく発展することになるのである．

　人工知能研究には，もう一つのアプローチの仕方がある．たとえば画像識別とは，光学センサーから入力した情報を，一時に大量に処理しなければならない課題である．コンピュータのように一つ一つの演算を順番に次々とこなす逐次処理のやり方では，このような課題処理に時間がかかって仕方がない．しかも図形の大局的な構造を抽出するための，シンボリックな表現を作ることが非常に難しい．

　脳は何らかの方法でこの処理をしているはずだから，中枢神経系の並列構造をまねた神経回路に処理をさせればよい，と考えた人たちがいた．ヘッブの仮説（5章参照）を採択した**神経回路網**（neural-network）が開発され，画像の識別が可能であることが確かめられた．つまり，単純な素子と素子との間の結合ルールを決定するだけで，複雑な画像処理が可能となったのであ

る。コネクショニストとよばれるグループによって、このニューラルネットが音声認識や記憶装置としても利用できることが明かにされている(17)。このようなニューラルネットの成果は、人間の思考様式の研究にもフィードバックされていくことになる。現在の認知科学の世界は、このようなボトムアップ法とトップダウン法（5章参照）のアルゴリズムが競合し、かつ統合する方向に向かいつつある。

そして神経科学へ
▶ 神経解剖学と神経生理学

電気刺激法による運動野の発見後、19世紀末には大脳皮質の機能局在の研究や末梢神経の伝導の研究が進められた。1920年代には電気信号増幅器が実用化されて、頭皮上から**脳波**とよばれる微弱な電気信号が出ていること、その波形は脳の生理的状態や精神作用と大きく関係していることが確認された（図1-8）。そしてオシロスコープと微小電極の発明によって、脳や神経の機能を調べる脳生理学あるいは**神経生理学**（neurophysiology）は爆発的な発展期をむかえ、脳の情報伝達にはパルス状の電気信号が基本単位となっていることが明らかにされた。その詳細は2章でふれることにしよう。

テレビやラジオなどの電気回路と同じように、脳の基本的な機能もその機能に応じた神経回路によって実現されていると、多くの研究者たちは考えた。コンピュータが発明されて論理演算回路が実現されるようになると、その確

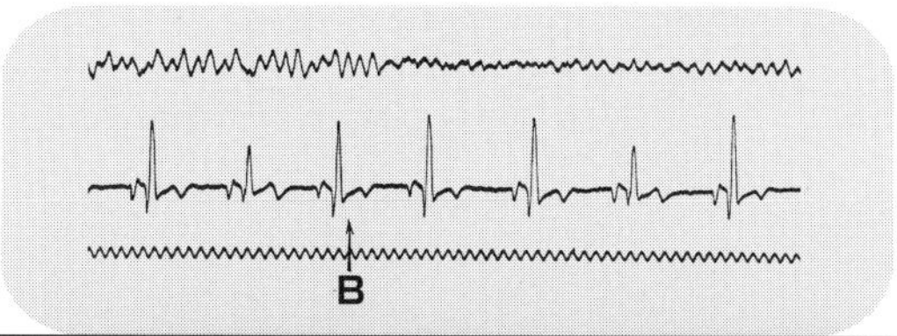

図1-8 脳波（Berger, 1929 (18)）
ベルガーによって最初に記録されたもの（上段）。手を刺激すると（下段矢印B）、徐波のα波は消失する（中段は心電図）。

信はますます強くなっていった。実際に，伸展反射や屈曲反射などの脊髄反射は，脊髄内部の特殊な神経回路によるものであることが次々と実証されていった。

　脳を構成している基本素子は，**ニューロン**（neuron）とよばれる細胞である。ニューロンの性質とその配線を調べ尽くせば脳の機能は明らかになると，初めは誰もが単純に考えていたが，それは意外と難しいことがわかってきた。肉眼解剖学から顕微鏡レベルの組織学へと進んだ**神経解剖学**（neuroanatomy）によると，比較的単純な配線パターンの繰返しが多い小脳に比べて，大脳皮質は不規則な配線が多い。どの領域とどの領域がつながっているかを大まかに示すことはできても，その各々の領域の中ではさらにニューロン同士が複雑な配線構造をもっている（図1-9）。このミクロの配線をすべて調べ尽くすのは，現在の段階では非常に難しいことである。

　神経生理学にしても神経解剖学にしても，それぞれの研究者が成果を発表する場所は，洋の東西を問わず，各々伝統のある生理学会であり解剖学会であった。しかし脳が複雑かつ多様な構造と機能をもっていることからして，

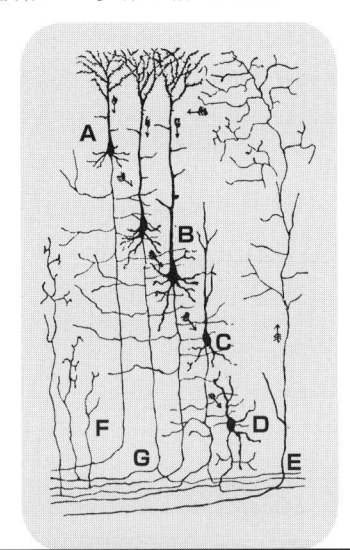

図1-9　大脳皮質の神経回路を表すスケッチ（Cajal, 1892[19]）

多分野にわたる連携が必要なことは誰の眼にも明らかであった。このような背景をもちつつ，1970年にアメリカでSociety for Neuroscienceが設立され，神経科学という名称が広く一般に認知されるようになったのである。

ちょうどその頃，神経回路を解き明かすハードウェアの研究指向が一段落（あるいは一頓挫）すると，今度はソフトウェアを調べるほうが重要だと考えられるようになってきた。つまり認知や行動のためにはどの領域のニューロンがどのように使われているのか，学習や記憶を支えるためにはどのような変化がニューロンに生じているのだろうか，という問題を解決するのが先決だと，多くの研究者が思い始めたのである。

1つのニューロンから長時間安定して記録ができるようになると，このタイプの研究が飛躍的に進展した。まず最初に麻酔下の実験で，視覚情報がどのように脳内で処理されているのかが明らかにされ始めた。そして聴覚や体性感覚なども含めて，感覚情報処理のメカニズムがかなりのレベルまで解明されることになった。続いて無麻酔下で運動をしている動物からも記録ができるようになると，運動制御の機構はいうに及ばず，記憶や学習などの高次機能の神経メカニズムも次第に明らかになってきた。

単一ニューロンの活動解析が進んで，いろいろな脳領域にそれぞれ特徴のある活動が見つかってくると，1つのニューロンに1つの機能があるという考え方が出てきた。細長い線分の方位を分析するニューロンや，動く光刺激の方向を分析するニューロンがまず見つかった。「**特徴抽出細胞**」というよび方は，単一ニューロンに特定の高次機能（特徴抽出機能）が備わっているとする見方である。もっとも極端な例として「おばあちゃん細胞」説が登場した。まるで1つのニューロンが「おばあちゃん」を認識する主体であるかのように解釈された（図1-10）。しかし電子回路を考えてみても，一つ一つの素子であるトランジスタは，電流の増幅をするという単純な機能をもっているだけで，トランジスタ自体が認識機能をもっているわけではない。複雑な機能を実現するためには，これらの素子と素子をつなぐ複雑な回路が必要なのは明らかである。だとすれば，脳においても単一素子に複雑な機能を割

り当てるという考え方は，妥当性を欠いていることになる。

　結局，脳の機能を解析するためには，たくさんのニューロンの動向を無視することができなくなってきたのである。しかし多数のニューロンから同時に記録をとるのは，たやすいことではない。もっとも単純なやり方は，1つの脳領域からたくさんのニューロンの活動を1つずつサンプルし，後でそれを足し合わせて全体がどう働いているのかを解析することである。こうして提出されたのが，ニューロンの集団として多数決で情報処理が行われているという考え方である。これがポピュレーション・コーディング（またはグル

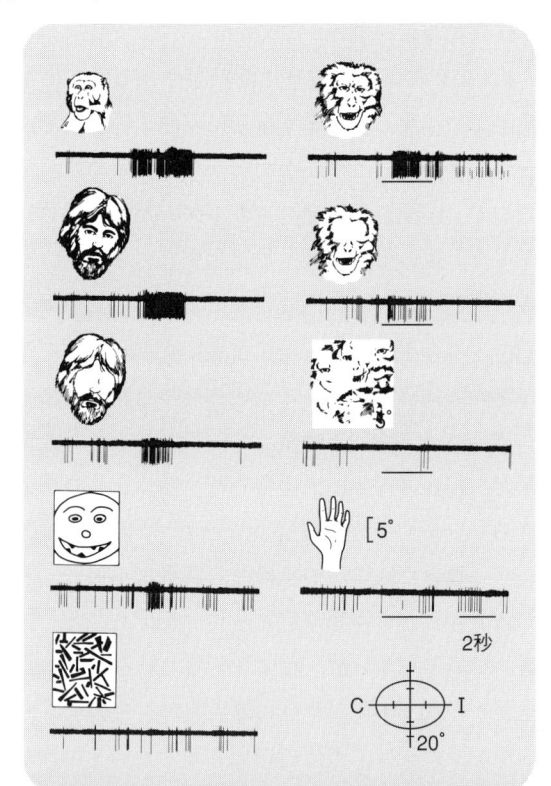

図1-10　顔を見せると活動するニューロン（Bruce et al., 1981 [20]）
サルの顔でも人間の顔でも，さらにマンガの顔にも反応して，パルス状の電位を高頻度で発生している。目を取り去ると，反応がやや小さくなる。

ープ・コーディング）説とよばれるものであり，4章で詳しく紹介することにする。

▶ 還元主義から全体主義へ

　しかしたとえサンプル数を増やしても，ニューロン間の回路がわからない以上，その間の情報変換のプロセスと，全体としての情報処理機構が解明できないのは明白である。そこで2個以上のニューロン活動を同時に記録し，互いの影響を計算しながら，どのように情報が流れていくかを知ろうという研究が必要になってきた。1個ずつのニューロン活動の記録を集めるのと，2個以上の同時記録の間には，大きな質的な飛躍が存在していることを理解しておく必要があるだろう。時系列解析という方法を使えば，両者の結合関係（つまり回路）がわかるが，たとえそのような直接の結合がなくても，両者が同時に活動電位を発生しているか（同期），別々に活動しているか（脱同期）によって，その後の情報処理過程に影響を及ぼすという考え方が，ジンガーたちによって提唱された（4章参照）。この考え方はまだ実証されたとはいえないが，システム的なものの見方を示したものである。

　このように最近では，たくさんのニューロン活動を同時に記録することの重要性が認識され，多チャンネル同時記録電極が開発されるようになってきた。また電圧の変化によって色が変わる色素を脳組織内に注入することによって，多数のニューロンの活動状況を，顕微鏡下で色の変化として観察することもできるようになった。この他にも，同時多発現象を一度に記録できる技術がいくつか開発されている。

　従来の神経科学の研究方法とは，複雑な脳内過程をできる限り単純な系に分解し，その要素の振舞いを分析することであった。このような要素主義・還元主義は，従来のすべての科学に共通するアプローチであったといえる。しかし現実には，要素の活動はそれ自体独立して起こることはなく，その近隣の要素との関係によって初めて規定されるものである。何でもかんでも要素に分解してしまうと，消えてしまう関係というものがある。全体を見ない

ことには，それはけっしてわからない。ここに要素主義と全体主義の概念対立がある。神経系の研究史の中でも，やはり両者の対立がある。同時に複数の現象を観察して，それらの関係を解析する方法は全体主義的アプローチの第一歩である。

1980年代になって，ポジトロンという放射性同位元素や，核磁気共鳴現象を利用したコンピュータ画像解析法が，神経科学にも応用され始めた。これらの技法によって，脳を傷つけることなく内部の活動状態を測定できるようになった。このような **PET**（Positron Emission Tomography）や **MRI**（Magnetic Resonance Imaging）など非侵襲性測定法を使って，従来は動物実験でしか確かめられなかった脳機能が，ヒトでも調べることができるようになったのである。

PETを用いた言語機能の研究によって，ブローカやウェルニッケの言語野が，従来考えられていたような均質なものではないことが明らかになってきた（図1-4C参照）。どちらの領域にも，いくつかの小領域のかたまりがあることがわかる。最近のてんかん手術中の電気刺激実験によっても，2つの言語をあやつる領域がモザイクのように配置されていることが確認された[21]。

言語だけではなく認知行動においても，脳の活性部位は飛び地のように大脳皮質および皮質下の領域に広がっている。機能MRI（6章参照）とよばれる装置で撮影された画像は，さらに細かなモジュール単位が大脳皮質に存在することを示唆している。単一ニューロンのレベルと特定領域の機能の間には，中間の階層構造があると推定されるのである。

同時多発現象の理解のためのもう一つの解決策は，自分で何もかも理解しようとするのはあきらめて，人まかせ（この場合はコンピュータまかせ）にしてしまうことである。この方法は，またの名をシミュレーション法とよぶ。仮想ニューロンに生理学的なデータを与え，解剖学的な知識から組み立てられた回路を構成すれば，後はこの仮想神経回路がどのように活動するかを，ながめていればよいのである。変数を次々と変えていけば，システマティックな解析ができ，実際に脳内で起こっているプロセスをある程度想像するこ

とができる。

　このような生理学的な束縛を逃れて，純粋に数学的あるいは工学的なモデルを採用することもある。前節でもふれたニューラルネットである。1980年代になって，バック・プロパゲーション・モデルを初めとする，さまざまなニューラルネットが提唱されるようになって，この方面の人工知能研究が活気づいてきた。初期の静止画像のパターン認識の単純なモデルから，動く物体の認識モデルまで，あるいは記憶や学習のモデルまで多様な成果が得られている。神経科学に急速に接近しつつある，今後も目を離せない分野である。

▶ 分子生物学から神経生物学へ

　心臓を支配している副交感神経末端から，アセチルコリンが分泌されていることが示されたのは，1920年代のことである。神経系の指令が，ある特別な化学物質によって伝えられるということが，初めて実証されたのである。交感神経から放出されるのがノルアドレナリンであることは，それから20年以上たってから証明された。ノルアドレナリンは，アセチルコリンに対して拮抗的な作用をもっている。またアセチルコリンは，神経が筋肉と接している部分からも放出されていることもわかってきた。神経系における情報伝達を媒介する物質は，**神経伝達物質**とよばれており，今日では数十種類も見つかっている。

　情報伝達が行われるためには，伝達物質が放出されるだけでは不十分であり，その物質を受け取る特別な部分が不可欠である。物質を受け取る部分を一般的に**受容体**（レセプター：receptor）とよび，これがタンパク質であることが確認されたのは，ずっと後のことである。DNAの塩基配列やタンパク質のアミノ酸配列が次々と解明されていくと，受容体の構造やその作用機序が次第に明らかになってきた。神経系の機能解明を目指す分子生物学は，今日では**神経生物学**（neurobiology）とよばれている。

　同じ伝達物質と結合する受容体であっても，何種類もの違った構造が存在

しているものもあり，それぞれ薬理学的作用も反応時間も異なっている。たとえばアセチルコリンと結合する受容体にも，ニコチンと親和性の高いものやムスカリンと親和性の高いものがある。それぞれの受容体の神経系内分布も密度も異なっている。神経伝達物質の主役ともいうべきグルタミン酸には，今日10種類以上の受容体が知られている。

　こうして神経系の情報伝達は，特定の伝達物質とそれを受ける受容体のペアによって，その性質が決定されることがわかってきた。これらのペアの中には，情報の伝達に対して促進性のものと抑制性のものが存在している。またその作用が即効性のものと，しばらくたってからでないと発現しないものがある。詳しいことは3章で述べるが，これらの間には構造的な差異が明確にあり，その後の化学反応の経過にも大きな違いがみられる。これらの伝達物質と受容体間に起こる変化が，記憶や学習の神経機構であることが徐々に明らかにされてきた。

　これまで述べてきた方法の他にも，さまざまな分子生物学の技法が脳機能の解明のために利用されている。ヒューマンゲノム・プロジェクトを初めとする，遺伝子のデータベース作りが一部は完成していることをご存じの方も多いだろう。神経細胞に特有の分子機構も次第に明らかにされてきており，ほとんどの伝達物質の合成・放出過程も，レセプター分子のアミノ酸配列とその3次元構造も，今日ではかなり解明が進んでいる。

　発生時に神経回路を形成していくプロセスに関与している物質も見つかっているし，神経細胞の老化や死に関係している物質もわかってきた。分子生物学のさらなる進展は，精神疾患の解明のためにも大いに期待されている。ノックアウト・マウスなどを作り，特定の遺伝子を欠損させて脳疾患を引き起こす研究も行われているが，高度な精神作用の研究にはもっと高等な動物を使わなければならない。その一方で高等動物を実験に使用することの是非をめぐっての論争もあり，今後の大きな課題となるだろう。

「ライブラリ 脳の世紀：心のメカニズムを探る」の構成について

　本ライブラリは，単なる神経科学の諸成果の寄せ集めではない．副題の「心のメカニズムを探る」が示すように，本ライブラリに凝集されているのは，奥深い「こころ」の営みを長時間かけて解明してきた人類の足跡である．これはまた，有史以来自己を見つめ続けてきた人類の，21世紀に飛翔する知性の集大成でもある．

　以下，本ライブラリ各巻の構成と内容について，簡略に水先案内を勤めてみよう．ヒトのこころが多様であるように，本ライブラリの内容もきわめて多様であるが，読者はどの本から読み始めてもよいように配慮されている．いずれの本も最新の情報が満載されており，このライブラリの出現で，10年以上前に発行された脳科学の本は，すべて過去の遺物になってしまうのではないかと密かに考えている．興味のある分野だけをつまみ食いしてもよいし，すべての分野を網羅しようと奮闘されるのはなおよいことである．まったく独立した現象であると思われている機能が，脳という有機的つながりをもった統一体から派生していることを皆さんが実感して下されば，本ライブラリ刊行の目的を達したことになる．

▶ 1 『脳科学への招待』

　本ライブラリのトップバッターとして，脳科学の水先案内の役割が考慮されている．ライブラリ全般を見通すための，脳に関する基礎知識が前半の中心になっている．中盤にさしかかると，脳機能を実現するための基盤となる神経回路網に焦点を当てて，その構造と意味について論じられている．しかし本書は単なる入門編ではなく（すでに本書を買ってしまった人におもねって言うのではないが），後半に脳科学ファンを堪能させる趣向もこらされているので，けっして期待を裏切ることはないと約束しよう．

▶ 2 『分子と脳』

　20世紀前半が物理学の時代であったとするならば，20世紀後半は間違い

なく分子生物学の時代であった．脳研究においても，分子生物学の進歩の恩恵は計り知れないものがある．シナプスの神経情報伝達の分子機構や，イオンチャンネルの役割を解明できたことが，中枢神経系の発達適応や学習メカニズムを理解する強力な推進力になっていることは，前節ですでに述べた．本書ではさらに遺伝子疾患による中枢神経系の障害も，分子生物学の射程距離にあることを教えてくれるだろう．

▶ 3『知覚と脳』

感覚と知覚の問題はかつて心理学の王道であったが，脳の働きとしてもっとも直観的に理解されやすく，また研究のターゲットとしてもふさわしい．感覚・知覚に関する脳研究には膨大な成果が蓄積されており，もっとも研究が進んだ分野でもある．多様な感覚様式は，それぞれ固有の感覚領域によって情報処理されている．しかし最近の研究によると，これらの感覚が私たちの意識上に知覚認知できるようになるまでには，さらに多くの脳領域が関与しなければならないのである．これらの膨大な研究成果を，本書によって十分に堪能していただきたい．

▶ 4『情動と脳』

感情的という言葉は，理性的という言葉と対比してしばしば悪い意味で使われる．感情（あるいは情動）は，古い脳領域を使う原始的な機能であると，脳研究者の間でも長らく誤解されていた．また感情はあいまいで，科学として捕捉しにくいこともあって，研究対象としてはいささか敬遠されてきたのも事実である．しかし最近の神経生理学や脳機能画像解析の発達により，情動は知的作業にも増して高次な情報処理を必要とする，複雑な脳機能であることが明らかになってきた．本書は，これらの最新の研究成果を取り入れて，情動とは何かをわかりやすく解説してくれる．

▶ 5『最新 運動と脳』

　運動は当然ながら筋収縮によって起こるが，その筋収縮を支配する運動中枢というのは，脳内にただ一カ所だけ存在するのではない。また目的とする動作も，唯一の筋活動パターンによってのみ達成されるわけでもない。このような多支配領域—多標的の特徴が，運動制御のメカニズム解明を複雑にしているのである。本書は，大脳皮質や小脳など運動に関係する諸領域の役割を詳しく解説しながら，随意運動を統括するこころを浮き彫りにしようと試みられている。また脳機能画像装置による最新の研究成果も紹介されている。

▶ 6『学習と脳』

　学習を脳の合目的的な適応プロセスであるとみなすと，学習全体に共通した神経機構があると考えられる。ヘッブが提唱した学習のシナプス仮説が実証され，その理論の一部はニューラルネットの学習則として，すでに応用が始まっている。しかしその一方で，外からみた学習の現れ方は，古典条件づけやオペラント条件づけなどの連合学習，あるいは運動学習や感作などの非連合反復学習と多種多様であり，それぞれに関連する脳領域も解明されつつある。また学習に関与する分子メカニズムの解明も，着々と進んでいる。これらの成果をまとめた本書は，脳科学や心理学を志す人には必須のものとなろう。

▶ 7『記憶と脳』

　学習と同様に，記憶も多種多様な現象であり，多くの心理学的理論が提唱されている。また記憶障害の臨床報告やモデル動物の実験などから，いくつかの記憶関連領域とそれぞれの役割分担が推測されてきた。また近年の脳機能画像装置による研究によって，作業記憶（作動記憶：ワーキング・メモリー）や手続き記憶に関連する領域が特定されつつあり，難攻不落といわれるエピソード記憶解明への手がかりが見つかる日も近づいてきた。10年前の古い記憶理論は，もはや役に立たないといっても過言ではない。記憶に関す

る読者の知識を更新するためにも，ぜひ一読を薦める。

▶ 8『意識と脳』

昔，友人の国語辞典で「平和」という言葉を引くと，「戦争がなくて平和なこと」と書いてあった。昔の生理学の教科書で「意識」について調べようとすると，睡眠の記述ばかり勉強させられた記憶がある。意識が睡眠と覚醒の対比の中でしか語れなかった，大変もどかしい時代であった。今日「注意」の神経機構が徐々に明らかにされるようになって，ようやく「意識」についても科学的な切り口が見つかったようである。意識の異常性というテーマも，私たち現代人の関心を引きつけてやまないし，大学で心理学を志望する人たちが絶えない理由でもある。本書は，過去から最新の意識研究までの流れを要領よく紹介することで，意識に関する私たちの知的好奇心を十分に満足させてくれる。

▶ 9『思考と脳』

IBMのコンピュータがチェスの名人を負かしたのは，つい数年前のことである。コンピュータがここまでたどり着くまでには，30年以上の苦難の歴史があった。もちろん苦しんだのは，コンピュータではなく人工知能研究者である。思考とは与えられた問題を解決することだけではなく，新たな問題を作り出すことでもある。この脳の柔軟性は，経験あるいは常識の蓄積や諸事のカテゴリー化，学習セットの形成・推論・直観など，実にさまざまな要素から成立しているのである。近年の脳機能画像装置の発達によって，問題解決に関わる脳領域が次々と明らかになっている。脳科学や心理学に興味をもつ人だけではなく，人工知能研究者にもぜひ薦めたい本である。

▶ 10『言語と脳』

言うまでもなく，言語研究ほど動物実験の不可能な分野はない。言語の脳機能に関する私たちの知識は，体系的な実験結果によるものではなく，言語

障害をもつ患者の出現と，例外的に行われる開頭手術後の脳刺激実験や部分麻酔実験によって蓄積されてきたものである。しかし今日の脳機能画像装置の進歩によって，言語処理に関する脳機能の知識は爆発的に増加している。本書は，言語研究の歴史的歩みと最新の研究成果を取り入れて，わかりやすく解説してくれる。

▶ 11『男の脳・女の脳』

　ジェンダー（性差）に関する論議は，身体的にも社会的にも文化的にも広く行われているが，脳に関しても性差があることが，ここ20年ばかりの研究で明らかになってきた。脳の男女差は，すでに胎児の頃から始まっている。脳の構造には基本的な男女差があるし，思考や言語に関しては機能の局在する脳領域にも違いがあることがわかってきた。性差の研究が行われてきた歴史的経過自体もあわせて，本書は興味深く構成されている。

▶ 12『進化と脳』

　人類進化の足跡は，そのまま脳進化の歴史である。たかだか数百万年の間に脳容積全体（または大脳皮質の表面積）が飛躍的に増大した。このあまりにも印象的な人類の脳の進化が，生物一般にも当てはまると思いがちであるが，脳のボリュームが進化を決定する唯一の因子である，と単純に結論するのは間違いである。同じ哺乳類でもネズミ・ネコ・サルの間には，脳の内部構造にも神経回路にも多くの違いが認められている。また脳特異タンパク質の変異を解析することで，分子進化の過程も調べられている。本書は，これらの成果をふまえた新しい進化論である。

▶ 13『脳障害と脳』

　ブローカが記載した有名な言語障害の患者や，記憶障害の「H. M.」の例をあげるまでもなく，脳の機能損傷の臨床報告は私たちに多くの知見を与えてくれる。しかし外傷によるものにしろ内在的なものにしろ，損傷の部位や

その大きさはまちまちであり，報告される症状も多様であり一見矛盾している場合もある。これらの錯綜した事実の中から，言語や知覚認知・運動・学習記憶・精神活動の障害のメカニズムが，徐々に解明されてきたのである。ヒトの障害の多くは利き手と関連して，左右の脳で非対称になっていることも興味深い。脳障害の膨大な臨床成果を，本書は余すところなく私たちに伝えてくれる。

2 中枢神経系の構造

　本章では,「こころ」を収容している中枢神経系の構造を紹介する。その外観と内部構造を肉眼レベルで概説し,次に神経細胞に焦点を当てて顕微鏡レベルの話を展開する。神経科学の基礎を習得している人は,この章を読まなくても差し支えないだろう。ここには多数の解剖学用語が出てくるが,一時に全部覚える必要はない。他の章を読む間に,また本ライブラリの続刊を読むときに,参考書のつもりで立ち返ってみれば,きっと役に立つだろう。それから解剖学用語は,原則としてラテン語表記を用いるべきであるが,慣用として英語表記が使用されることが多く,本書もほとんどの場合それに従った。

中枢神経系の解剖学
▶ 散在神経系から中枢神経系へ

　サンゴやヒドラのような下等動物では,**神経細胞**(ニューロン;neuron)が体中に散在しており,それらが網の目のように連絡して神経網(nerve net)を形成している。このような神経系は,後述の集約的な神経系と区別して**散在神経系**とよばれている。袋形動物門の線虫の一種は全身の細胞数が千個弱しかなく,その中のニューロンの総数も完全に把握されている。またこの線虫は,c-DNAによるクローニング技法などによって,全遺伝子がすでに決定されていることでも知られている。プラナリアに代表される扁形動物,ミミズのような環形動物には,神経細胞の集団(**神経節**,ganglion)がはしご状に並んでいる構造がある。

軟体動物や昆虫・クモ類・甲殻類などの節足動物にも，よく発達した神経節が存在しており，とくに頭部神経節には，原始的な脳に相当する部分ができあがっている。脊椎動物の脳に比べればニューロン数ははるかに少ないが，それでも昆虫には10万から100万個程度あるといわれている[1]。

脊椎動物になると，**中枢神経系**（central nervous system）とよばれるものが出現する。正確にいうと，中枢神経系と**末梢神経系**（peripheral nervous system）が明確に区分されるようになる。中枢神経系は，さらに**脳**（brain）と**脊髄**（spinal cord）に分けることができる（図2-1の1）。末梢神経系はさらに体性神経系と自律神経系とに分けられる（図2-1の2A，2B）。体性神経系（霊長類では脳から12対の脳神経が，脊髄から31対の脊髄神経が出ている）は，皮膚表面から関節や筋肉内部まで体のすみずみにまで行きわたっており，各種の感覚情報や運動指令を伝える役割を果たしている。またこれとは独立して自律神経系があり，交感神経（sympathetic nerve）と副交感神経（parasympathetic nerve）の2種類が，互いに拮抗する働きをしながら，内臓機能やホルモン・消化腺分泌を調節している。

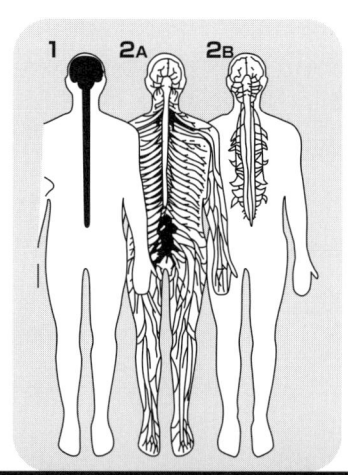

図2-1 中枢神経系（1）と末梢神経系（2）
（ダイヤグラムグループ，1983[2]）
末梢神経系はさらに体性神経系（2A）と自律神経系（2B）に分かれる。

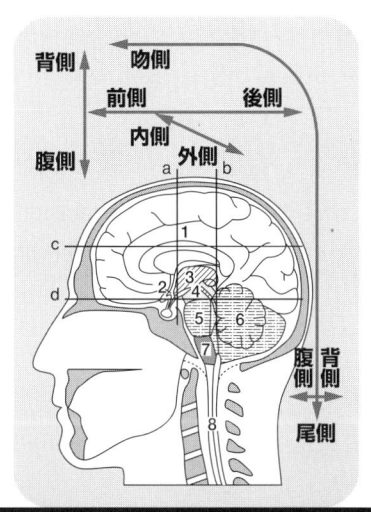

図2-2 脳の基本構造と座標軸

1：大脳皮質，2：脳室，3：視床，4：中脳，5：橋，6：小脳，7：延髄，8：脊髄。ヒトは直立二足歩行を始めたので，吻側と尾側の座標軸が脳幹部分を中心に折れ曲がっている。同様に背側と腹側の座標軸も，ほぼ90°シフトしている。

脳には**延髄**（medulla），**橋**（pons，小脳と脳幹をつなぐブリッジの役目をしている），**中脳**（mid brain），**小脳**（cerebellum），**間脳**（diencephalon），**大脳**（cerebrum）という基本的な領域がある（**図2-2**）。動物が進化するにつれて大脳は大きくなり**大脳皮質**（cerebral cortex）が発達してくるが，もっとも高次な機能をもつとされている**大脳新皮質**（neocortex）は，哺乳類以降にならないと発現してこない。それより下等な動物の大脳は，ほとんどが**大脳辺縁系**（limbic system）とよばれる古い部分である。

中枢神経系の基本構造は，もっとも下等なサカナ（円口類：ヤツメウナギの仲間）からヒトに至るまでよく似ている。脳は頭蓋骨の中に包み込まれており，脊髄は脊髄骨に空いている円筒型の空洞の中に収まっている。脳と脊髄はそれぞれ三重の膜（外側から，硬膜，クモ膜，軟膜）で厳重に密閉・保護されており，脳脊髄液という特殊な液体の中に浮かんでいる。

脳を外側からながめると，大脳と小脳とがとくに目立っている。大脳は左

右の2つの**半球**（hemisphere）に分かれており，これを底のほうでつないで脊髄と連絡させているのが脳幹である。左右の大脳半球は，脳幹を経由せずに直接神経線維の束（脳梁とよばれる部分）でもつながれている（**図2-5～図2-8**までの断面図参照）。**間脳**（さらに**視床**と**視床下部**に分けることができる）・中脳・橋・延髄を総称して**脳幹**（brainstem）とよぶこともある。

高等哺乳類の大脳半球の表面にはたくさんのしわがあって，表面積を大きくするのに役立っている。ヒトの大脳を平面上に展開してみると，A2用紙（新聞1ページ程度）の広さに相当する。しわの凹んだ部分を**溝**（sulcusあるいはfissure），ふくらんだ丘の部分を**回**（gyrus）とよんでいる。たくさんある溝の中で，もっとも深く切れ込んでいるのは**シルビウス溝**（Sylvian fissure）である（図2-3）。19世紀に，脳にきざまれた主要な溝を境として，便宜上4つの部分（葉：lobe）に分ける考え方が生まれた。シルビウス溝は，**側頭葉**（temporal lobe）を他の領域から隔てている。脳の一番頭頂の部分から**中心溝**（central sulcus）が出ており，**前頭葉**（frontal lobe）と**頭頂葉**（parietal lobe）を分離している。頭頂葉と**後頭葉**（occipital lobe）の境界は，他の境界に比べるとわかりにくいが，角回とよばれる部分がその目安になっ

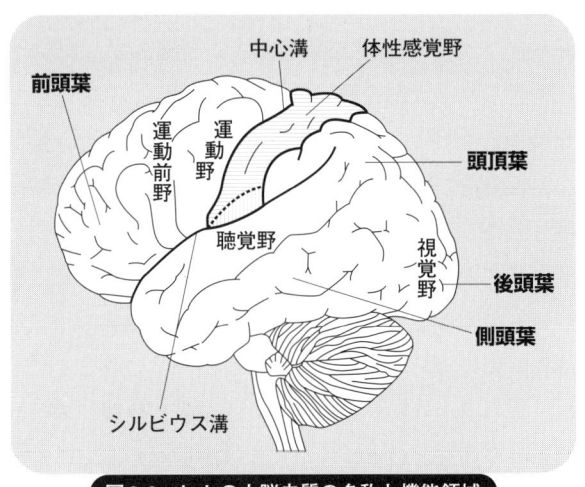

図2-3 ヒトの大脳皮質の名称と機能領域

ている。

　大脳皮質を明確に4つの葉に分けられるのは，シルビウス溝ができてくる霊長類になってからである。ヒトではこのうち前頭葉がもっとも広く，大脳皮質全体の約4割を占める。ネコの前頭葉は，大脳皮質全体の1割にもならない。残りの領域を頭頂葉・側頭葉・後頭葉で分け合っている。最近ではこの地勢的な領域区分よりも，大脳皮質を機能的に3カ所に分けることも行われている。また他の動物でも，組織学的には前頭葉などに相当する領域を求めることができる。

　哺乳類でもラットやマウス程度では，原始感覚といわれる嗅覚に関係した大脳領域が，非常に広い面積を占めている。この部分も，発生学的には新皮質よりも由来が古い。イヌやネコ，新世界ザル（リスザルの仲間），旧世界ザル（ニホンザルの仲間），類人猿と進化するにつれて，大脳新皮質はますます発達し，やがて古い大脳皮質は内部に埋没してしまう（図2-4）。そしてヒトに至って，新皮質は脳全体を覆うほど大きくなり，言語をふくむ多彩な情報処理が可能になったのである。

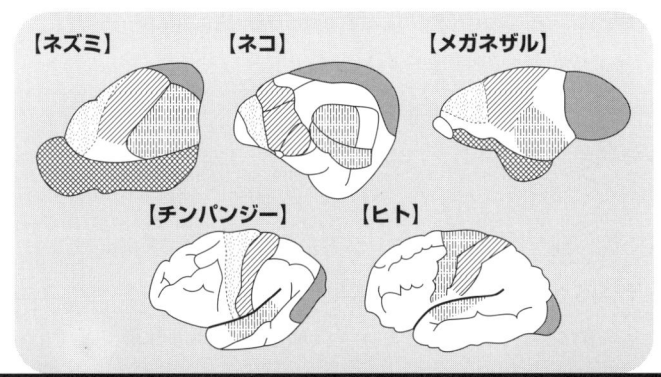

図2-4　霊長類の脳進化（Penfield, 1966 [3]）

進化に伴う大脳皮質の肥大化によって，シルビウス溝が出現し，連合野（白抜きの部分）の面積は急速に拡大していく。

▶ 脳の内部構造

　脳内部の構造は，表面にも増して複雑である。深部の領域（**神経核：nucleus**）の名称とその形態，およびそれらの空間的配置を理解することは，医学の専門家にとっても難しいことである。近年出版される医学書では，解剖学用語に関してラテン語表記と英語表記を混在併用しているものが多いので，両者の表記に馴染む必要がある。また最近は画像技術が進歩したので，脳の立体構成を3D表示することもできるようになった。データベース化された脳をインターネット上で見ることができるので，興味ある人は下記のホームページにアクセスしていただきたい。その時間のない人は，代用といっては何だが，**図2-5～図2-8**にかけて断面図を載せているので，そちらを参考にしていただきたい。

　　http://www.med.harvard.edu/AANLIB
　　　ハーバード大学医学部が作成したMRI画像集。脳領域ごとに解剖学名を参照することができる。
　　http://www.mni.mcgill.ca
　　　MRIによる脳断面画像（自分でMRIの装置を体験できる）。
　　http://www.vh.org/providers/Textbooks/BrainAnatomy
　　　ヒトの脳の実物の写真集である。
　　http://rprcsgi.rprc.washington.edu
　　　サルの脳のアトラス。

　もちろん他にもたくさんのサイトがあるので，自分で検索していただきたい。
　さて内部構造を紹介する前に，脳の空間位置（座標）をどのように表現するのか，その約束ごとを説明しよう。一般の哺乳類と比較するとよくわかるが，ヒトの脳の座標軸は，直立二足歩行のため延髄の部分で折れ曲がっている。したがって動物で使われている座標表現が，ヒトにとっては奇妙な印象を与えるかもしれない。まず身体の長軸方向に吻側―尾側という座標軸が与

えられる（**図2-2**参照）。それに直交して腹側―背側の座標軸が設定される。ヒトの場合は，腹側―背側が腹背の方向を示していないし，吻側―尾側も正確な表現にならないが，習慣上動物の定義に従っている。ただ吻側―尾側の表現のかわりに，前側―後側の表現も使われる。もう一つの座標軸は，正中線を基準として内側―外側という表現が使われている。

　もっと正確な位置を決めるために，解剖学の専門家によって座標軸の原点が定められ，ヒトでも動物でもそれに従った脳地図（アトラス）が作成されている。ヒトの機能画像の研究（PETやMRIを使った研究：6章参照）には，大脳や脳幹ではTarailachのアトラス[4]，小脳ではSchmahmannのアトラスがよく利用されている[5]。これらのアトラスの座標はもっとも標準的な脳に合わせて作成されているが，ヒトでも動物でも脳の形には個体差があるので，ヒトの場合だと±10mm程度の誤差を考慮しておく必要がある。これらの個人差を修正する技法も開発されている。

　大脳：大脳半球の断面を見てみると，表面の灰色の部分と，その内部に白色の部分がみられる（**図2-5～図2-8**）。外周部の厚さ2～3mmの灰色の部分は，神経細胞が多く存在する**大脳皮質**とよばれる部分で，その色にちなんで**灰白質**（gray matter）ともいう。白色の部分は神経線維の束で構成されており**白質**（white matter）とよばれる。実はこの灰白質という名前は，死後標本にされてしまった脳の色からつけられたもので，生きている実際の脳では血液が循環しているためピンクがかった象牙色をしている。この大脳皮質には両半球あわせて約140億のニューロンが存在するといわれている。左右の大脳半球をつないでいるのは，**脳梁**（corpus callosum）とよばれる線維の束である。この他に前交連・後交連とよばれる線維束も，左右両半球を結んでいる。

　大脳基底核：大脳皮質の内部には，多数のニューロンが集まった部分が散見される。これらの集合体は核とよばれ，それぞれ固有の名称がつけられている。大脳皮質の直下には，**尾状核**（caudate nucleus）や**被核**（putamen）・淡

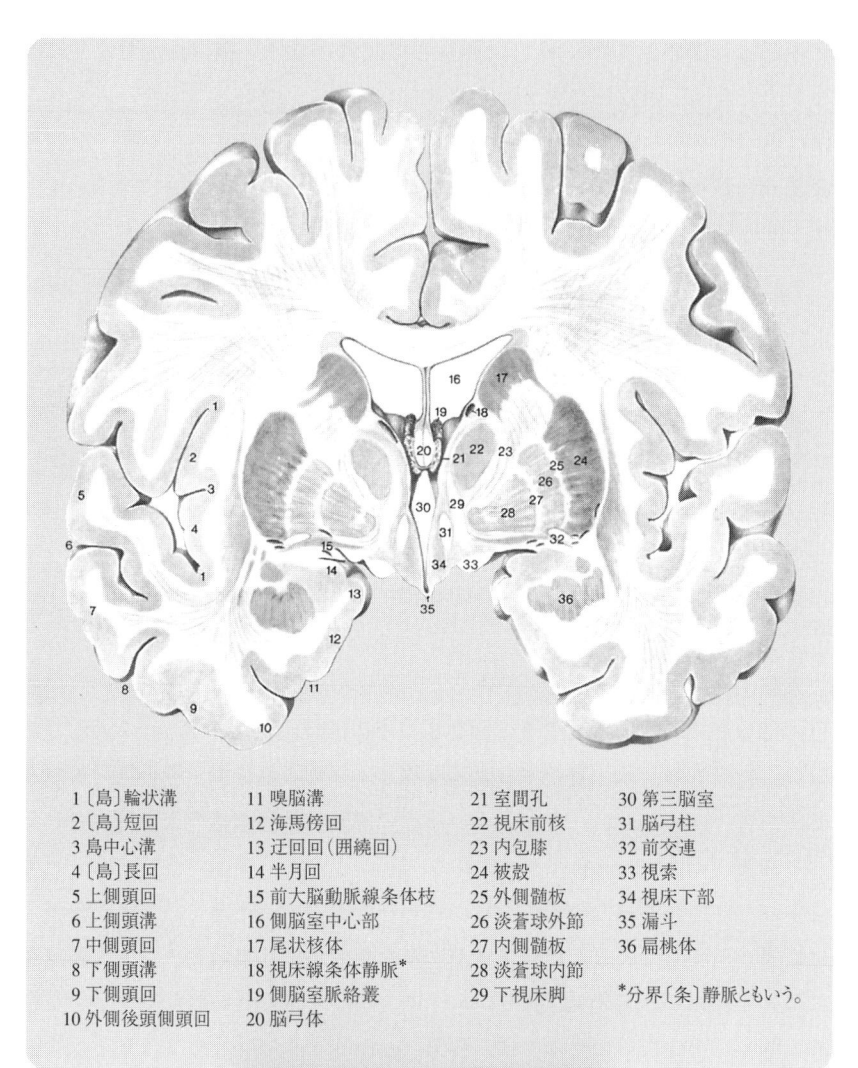

1 〔島〕輪状溝	11 嗅脳溝	21 室間孔	30 第三脳室
2 〔島〕短回	12 海馬傍回	22 視床前核	31 脳弓柱
3 島中心溝	13 迂回回(囲繞回)	23 内包膝	32 前交連
4 〔島〕長回	14 半月回	24 被殻	33 視索
5 上側頭回	15 前大脳動脈線条体枝	25 外側髄板	34 視床下部
6 上側頭溝	16 側脳室中心部	26 淡蒼球外節	35 漏斗
7 中側頭回	17 尾状核体	27 内側髄板	36 扁桃体
8 下側頭溝	18 視床線条体静脈*	28 淡蒼球内節	
9 下側頭回	19 側脳室脈絡叢	29 下視床脚	*分界〔条〕静脈ともいう。
10 外側後頭側頭回	20 脳弓体		

図2-5 ヒトの脳の前額断面図①
(Nieuwenhuys et al., 1981 (6))

図2-2のaの部分で切ったところ。

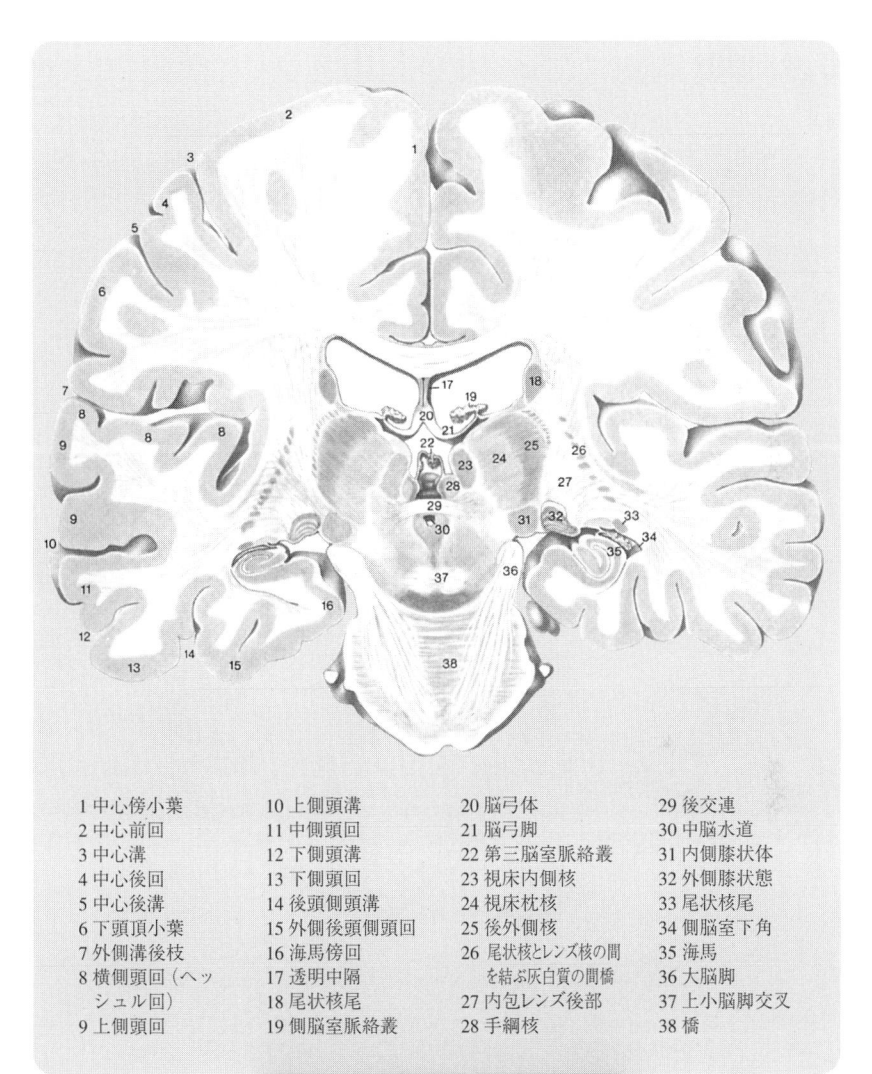

中枢神経系の解剖学

1 中心傍小葉	10 上側頭溝	20 脳弓体	29 後交連
2 中心前回	11 中側頭回	21 脳弓脚	30 中脳水道
3 中心溝	12 下側頭溝	22 第三脳室脈絡叢	31 内側膝状体
4 中心後回	13 下側頭回	23 視床内側核	32 外側膝状態
5 中心後溝	14 後頭側頭溝	24 視床枕核	33 尾状核尾
6 下頭頂小葉	15 外側後頭側頭回	25 後外側核	34 側脳室下角
7 外側溝後枝	16 海馬傍回	26 尾状核とレンズ核の間を結ぶ灰白質の間橋	35 海馬
8 横側頭回(ヘッシュル回)	17 透明中隔	27 内包レンズ後部	36 大脳脚
	18 尾状核尾		37 上小脳脚交叉
9 上側頭回	19 側脳室脈絡叢	28 手綱核	38 橋

図2-6 ヒトの脳の前額断面図②
(Nieuwenhuys et al., 1981 (6))

図2-2のbの部分で切ったところ。

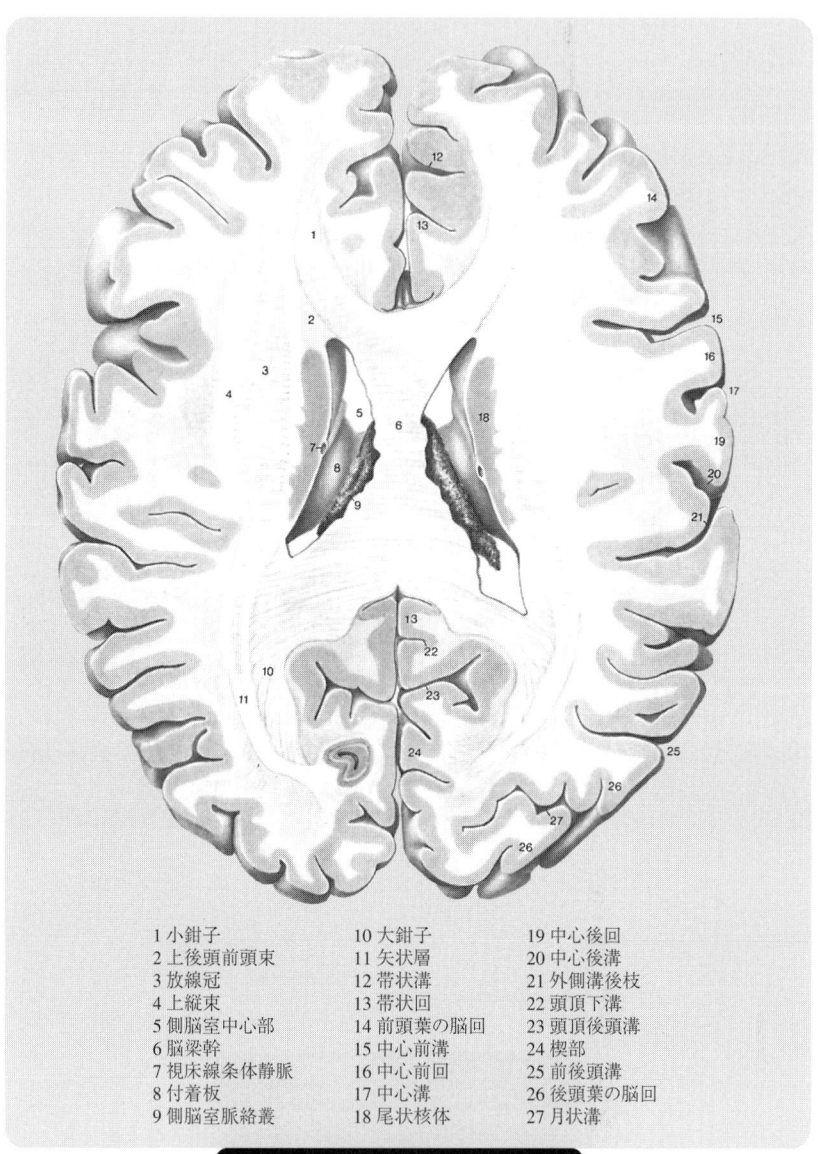

1 小鉗子	10 大鉗子	19 中心後回
2 上後頭前頭束	11 矢状層	20 中心後溝
3 放線冠	12 帯状溝	21 外側溝後枝
4 上縦束	13 帯状回	22 頭頂下溝
5 側脳室中心部	14 前頭葉の脳回	23 頭頂後頭溝
6 脳梁幹	15 中心前溝	24 楔部
7 視床線条体静脈	16 中心前回	25 前後頭溝
8 付着板	17 中心溝	26 後頭葉の脳回
9 側脳室脈絡叢	18 尾状核体	27 月状溝

図2-7 ヒトの脳の水平断面図①
（Nieuwenhuys et al., 1981 (6)）
図2-2のcの部分で切ったところ。

中枢神経系の解剖学

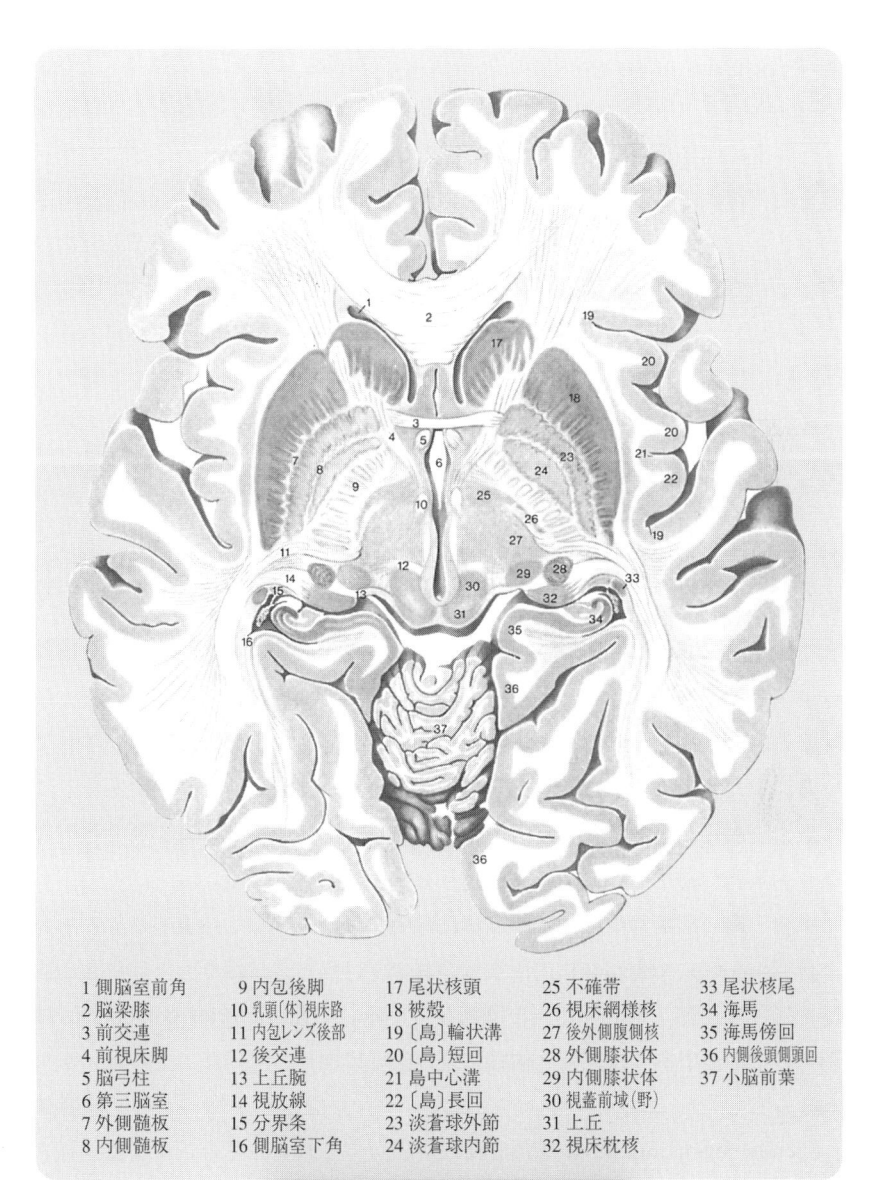

1 側脳室前角	9 内包後脚	17 尾状核頭	25 不確帯	33 尾状核尾
2 脳梁膝	10 乳頭(体)視床路	18 被殻	26 視床網様核	34 海馬
3 前交連	11〔島〕輪状溝	19〔島〕輪状溝	27 後外側腹側核	35 海馬傍回
4 前視床脚	12 後交連	20〔島〕短回	28 外側膝状体	36 内側後頭側頭回
5 脳弓柱	13 上丘腕	21 島中心溝	29 内側膝状体	37 小脳前葉
6 第三脳室	14 視放線	22〔島〕長回	30 視蓋前域(野)	
7 外側髄板	15 分界条	23 淡蒼球外節	31 上丘	
8 内側髄板	16 側脳室下角	24 淡蒼球内節	32 視床枕核	

図2-8　ヒトの脳の水平断面図②
（Nieuwenhuys et al., 1981 (6)）

図2-2のdの部分で切ったところ。

蒼球（globus pallidus）などがみられ，これらは大脳基底核群（basal ganglia）として分類されている。尾状核は，オタマジャクシのような形をした非常に大きな核で，視床を取り囲むように半円形をしている。この尾状核や淡蒼球には大脳皮質より入力があり，（一部は**黒質**：substantia nigraを経由して）視床へ出力している。メラニン色素が沈着しているのが名前の由来となっている黒質には，カテコールアミンの一種であるドーパミンが含まれている。この部分のドーパミンが枯渇すると，パーキンソン病が起こる。

　大脳辺縁系：側頭葉が内部に巻き込まれる部分の端が，大脳皮質としては系統発生上古く，**海馬**（hippocampus）とよばれる部分である。そしてその海馬のすぐ傍に，**扁桃体**（amygdala）とよばれる神経核が存在している。大脳半球の内側面で脳梁に近接した**帯状回**（cingulate gyrus）と，これらの領域をあわせた部分を，大脳辺縁系とよんでいる。これらの部分は記憶や情動に関係しているといわれている。

　視床（thalamus）・**視床下部**（hypothatamus）：脳幹の中心部にある核群は視床とよばれる部分で，末梢と大脳皮質をつなぐ中継核である。皮質との線維連絡の仕方や他の領域との結合形態により，20以上の核に細分されている。また視床の周辺部には**視床枕**（pulvinar）とよばれる部分があり，ここも大脳皮質と連絡している。視床の下方には，視床下部とよばれる核群があり，本能行動や情動に関係した働きをするとされている。

　中脳・橋・延髄：中脳や延髄には，呼吸や歩行に関係した重要な核がある。**上丘**（superior colliculus）は，視覚情報を受けたときに，そちらに身体や眼球を向ける運動（定位反応）を調節している。**下丘**（inferior colliculus）は聴覚の中継地であり，上丘と同様に定位反応に関係している。その他にもはっきりとした核としての集合体ではないが，中脳から延髄にかけて**網様体**（reticular formation）とよばれる部分が広がっており，さまざまな感覚様式の入力を受けて，覚醒レベルの調節に関与していると考えられている。

　小脳：小脳も人脳と似たような灰白質―白質構造をもっている。その表面は大脳よりも細かく折り畳まれていて，小脳を後ろからながめると細かな横

縞が走っているようにみえる。とくに深い切れ込みが一カ所あって，小脳は前葉（anterior lobe）と後葉（posterior lobe）とに分けられている。また小脳は正中線に近いほうから，虫部（vermis）・中間部（intermediate portion）・外側部（lateral portion）とに分けることもできる。それぞれ入出力経路が少しずつ異なっていて，その果たす役割もそれぞれ微妙に違っている。

　ヒトの小脳は脳全体の重さの11％ほどを占めるにすぎないが，小脳表面の小脳皮質には約1,000億のニューロンがあると推定されている。ニューロンの数は，大脳皮質よりも小脳皮質のほうが圧倒的に多いことになる。その大多数は平行線維を出している顆粒細胞である。小脳皮質の下には，左右それぞれ3つの神経核（小脳核）が存在している。内側から外側にかけて**室頂核**（fastigial nucleus）・**中位核**（intermediate nucleus）・**歯状核**（dentate nucleus）とよばれている。それぞれは，小脳皮質の虫部・内側部・外側部に存在するプルキンエ細胞から入力線維を受けている。そして小脳核の出力は，視床を介して，大脳皮質に送られている。小脳の入出力線維は，橋の背部にある小脳脚（cerebellar peduncles）とよばれる部分を通過している。

　脊髄：脊髄は，延髄とつながっている首の部分から腰の上部まで，ところによっては直径が10mm以上の細長いひものような形をしている（**図2-1**の1参照；図2-9参照）。脊髄の断面をみると，どこでもほぼ同じような構造をもっていて，中心部に蝶の羽根あるいはHの字のような形をした灰色の部分（灰白質）があり，その周辺を白質が取り囲んでいる。大脳や小脳と同じように，灰白質の部分にニューロンが存在し，白質の部分は神経線維の束である。脊髄は皮膚や関節の感覚情報を中枢に伝える中継点として，あるいは運動指令を筋肉に伝える中継点として活動しているところである。またとっさの場合の反射運動も，脊髄を介して行われる。末梢からの感覚入力は**後根**あるいは背根（dorsal root）とよばれる部分から脊髄内に入り，筋肉の収縮を支配している運動性の出力線維は**前根**あるいは腹根（ventral root）から出ていく。

　脳室：脳や脊髄は頭蓋骨や脊椎骨の内部に直接密着しているのではなく，強固な3層の膜でできた袋で完全に隔離されている。その内部は脳脊髄液

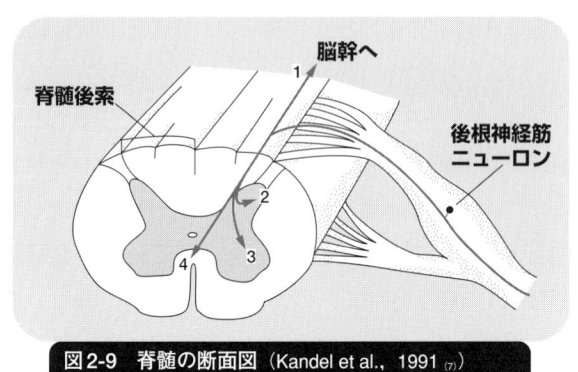

図2-9 脊髄の断面図（Kandel et al., 1991）(7)
手前が末梢側。中央のH字型をした部分が灰白質。

（CSF：cerebro-spinal fluid）で満たされており，脳や脊髄はその中に浮かんでいることになる。ちょうど水を含んだ豆腐のパッケージのように，脳や脊髄は外部の機械的なショックから守られているのである。1章に出てきたように，脳室（ventricle）は脳の中の空洞部分である。側脳室や第Ⅳ脳室，第Ⅲ脳室などの空洞部分は，中脳水道の部分でオープンになり，外側の脳脊髄液とつながっている。

ニューロンと皮質

19世紀末，イタリアの解剖学者ゴルジ（Golgi, C.）は細胞染色の方法を開発した。銀イオンは細胞骨格を作るフィラメントに吸着する性質をもっているので，脳の細胞がたくさんの突起を出している様子が初めて明らかになった。またスペインの解剖学者カハール（Ramon y Cajal, S.）も，ゴルジ法を用いて脳の微細構造を調べた。2人の詳細な観察によって，脳には2種類の主要な細胞——ニューロン（神経細胞）とグリア（神経膠細胞）——があることが判明した。

▶ **ニューロンの形態**

　ニューロンはもちろん細胞の一種であるから，一般の細胞が備えるべき微細構造はほぼすべてもっている。まずその全体は，細胞膜（原形質膜：plasma membrane）とよばれる厚さが5nmほどの薄い脂質膜で囲まれている。その細胞膜の中に，遺伝子（DNA：デオキシリボ核酸）が収納されている核や，ブドウ糖からATP（アデノシン三リン酸）を生産するミトコンドリア，遺伝情報にしたがってタンパク質を合成する場所である小胞体（endoplasmic reticulum）などが収まっている。また細胞の形を維持するために，あるいはさまざまな物質の輸送を介助するために，タンパク質でできた何種類かのフィラメントが細胞内部に張り巡らされている。

　ニューロンは，存在している場所によってその形が少しずつ違っているが，その共通した特徴は細胞核を中心部にもっている**細胞体**（soma）とよばれる部分と，それから出ている多数の樹の枝のような突起の部分（**樹状突起：dendrite**）が存在していることである（**図2-10**左）。細胞体の直径はせいぜい数μmから，最大でも100μm程度で，細胞としてはさほど大きなものではない。しかし樹状突起の広がりは，大きなものでは1mm以上にも達する。

　細胞体からは，通常は1本だけ長くのびた**軸索**（axon）とよばれるケーブ

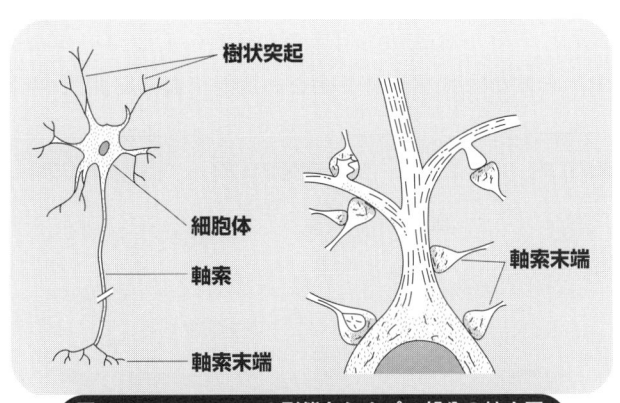

図2-10　ニューロンの形態とシナプス部分の拡大図
（左：Kandel, 1991[8]，右：入来と外山, 1986[9]）

ルが出ている。これをとおして，他のニューロンに信号を送ることになる。軸索の長さはニューロンによってまちまちであるが，ヒトの脊髄運動ニューロンには1m以上にもなるものがある。その軸索末端あるいは軸索終末（axon terminal）部分が，次のニューロンの樹状突起と接触して**シナプス**（synapse）という構造を形成している。軸索末端はたくさんの枝分かれをしているので，1個のニューロンは多数のニューロンとシナプス結合をすることが可能である（図2-10右）。

▶ **ニューロンの補佐役──グリア**

　グリア細胞（glia）には星状グリア（astrocyte），乏突起グリア（oligodendrocyte），小グリア（microglia）の3種類があって，それぞれに異なった役割をもっている。ヒトの大脳皮質では，ニューロンが占める容積は非常にわずかで（2.85％），大部分は血管と軸索とグリアである。なかでもグリアの占める容積は非常に大きい。数からいっても，グリアはニューロンの3〜10倍存在するといわれている。

　星状グリア：星状グリアには長い突起があり，一見するとニューロンと非常によく似ている（図2-11左）。その突起の一部は血管壁に，一部はニューロンと接触しており，栄養素や酸素を血管壁から取り込んでニューロンに提供するのに役立っている。しかしどんな物質でもニューロンに輸送されるわけではなく，有害な物質を通過させない機能（**血液脳関門**：blood brain

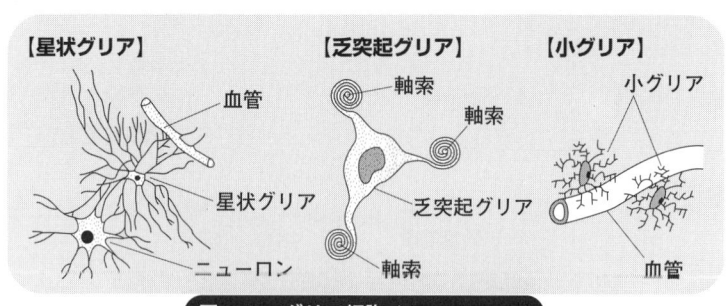

図2-11　グリア細胞（Kandel, 1991）[8]

barrier）を，この血管壁と星状グリアの複合体はもっている。一般臓器の毛細血管の壁を構成している内皮細胞はすき間が多く，そこから血液中の栄養素が漏れ出てくる。内皮細胞の壁自体も物質の透過性に優れている。しかし脳の毛細血管を構成している内皮細胞にはすき間がないばかりか，その周囲を星状グリアの突起によって囲まれている。内皮細胞の膜はイオンを通しにくい性質をもっている。ぶどう糖やアミノ酸などの栄養素は生体ポンプ（3章参照）によって血液中から脳組織のほうへ移動させることができる。細胞膜は脂質でできているので，油に溶けやすい物質はこの膜を通り抜けることが比較的容易である。アルコールもこの関門を通過してしまう。必須アミノ酸の中でも，この関門を通過しやすいものとしにくいものとがある。この内皮細胞の栄養素の流れを，星状グリアが制御していると考えられている。

　この血液脳関門のおかげで，食事や異物摂取などで起こる血中成分の急速な変化に影響されることなく，脳は恒常的な機能を維持できるのである。しかし一方では，治療のための有益な薬物が脳まで送られてきても，この血液脳関門を通過できない場合も起こり得る。ここを通過しないことには，その物質はニューロンに取り込まれない。たとえば先述したように，パーキンソン病は黒質のドーパミンが減少することによって発症する。治療のためにはドーパミンを脳に供給してやればよいが，ドーパミンは血液脳関門を通過できないので，その前駆体であるL-ドーパという血液脳関門を通過できる物質を服用させることになる。このL-ドーパは，ニューロンに取り込まれてからドーパミンに変化するのである。

　乏突起グリア：乏突起グリアは，その細胞膜が軸索をぐるぐると取り囲むようにして，髄鞘とよばれる独特の構造を作る。1個の乏突起グリアは，数個の髄鞘を形成している（**図2-11**中）。これが**ミエリン鞘**（myelin sheath）とよばれるものであり，このミエリン鞘をもっている軸索を有髄線維（myelinated fiber）という。それに対してむき出しのままの軸索は無髄線維という。昆虫などの下等動物には有髄線維はない。3章で述べるように，ミエリン鞘は軸索の絶縁物として働くので，軸索内部を伝わる信号が減衰しに

くくなっている。このため，有髄線維は一種の特急回線として，信号伝達の役割を果たしている。また末梢神経系では，乏突起グリアのかわりにシュワン細胞が軸索を取り巻き，同じような髄鞘をこしらえている。こちらのほうはシュワン鞘（Schwan sheath）とよんでいる。機能的にはミエリン鞘とかわりない。

小グリア：星状グリアと乏突起グリアは，発生上ではニューロンと同じく外胚葉由来であるが，小グリア（**図2-11**右）は白血球と同じく中胚葉由来である。出血による血液とか脳内に侵入してきた病原体などの異物，死滅したニューロンの残骸が残る場所へ，アメーバのような運動をしながら集まってきて，それらを清掃除去する役割をする。白血球は血液脳関門を通過できないので，脳は独自の自衛措置を講じているのである。ついでにいうと，脳には免疫反応系が存在しないので，脳移植手術が行われることになっても拒絶反応は起こらない。年をとるとニューロンはどんどん死んでいくので，掃除役の小グリアの数は逆に増えていく。また脳死状態ではニューロンだけでなく，これらグリア細胞も死んでしまう。

▶ 皮質の内部構造

大脳皮質や小脳皮質は，解剖学的にも機能的にも多数の小領域に区分されている。大脳皮質の小領域の中のニューロンはお互いにシナプス結合しているが，多くの場合領域相互にも結合をもっていて，複雑な網目状の回路を形成している。この複雑な回路が脳のもっともきわだった特徴であり，脳の機能を探ろうという研究者にとってはもっともやっかいな障壁でもある。

大脳皮質は，厚さ2～3mmの間に地層のような層状の構造をもっている（**図2-12**）。一般的には6つの層があるといわれているが，このような層構造は領域によってかなり違っている。中心溝前方の皮質（随意運動を制御する**運動野**：motor cortex）にはIV層がほとんどなく，V層に巨大な錐体細胞（pyramidal cell）があるが，中心溝後方の皮質（皮膚や関節の情報を統括する**体性感覚野**：somatosensory cortex）にはIV層がはっきり存在し，そのか

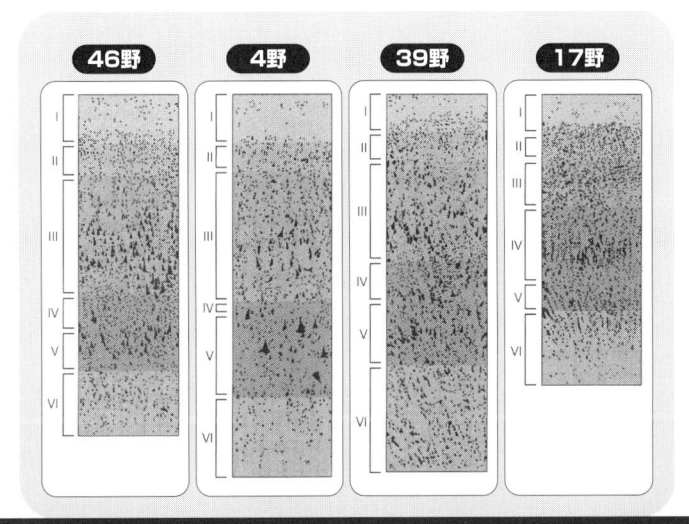

図2-12　ニッスル染色法による大脳皮質の層構造（Martin, 1996 [10]）

左から前頭連合野（46野），運動野（4野），頭頂連合野（39野），視覚野（17野）。各領域はⅠ層からⅥ層まで区分されている。

わりⅤ層の巨大細胞はない。

　ドイツの解剖学者ブロードマンは，層や細胞の違いなどから大脳皮質を**図2-13**のように52の部分に分け，それぞれ第1野から第52野の呼び名をつけた [11]。80年以上を経た彼の分類法はさすがに古びてしまったが，今でも慣習的にこの呼び名が使われることが多い。また大脳皮質は，このような解剖学的区分だけではなく，機能面で分類されることもある。たとえば**視覚野**（visual cortex）・**聴覚野**（auditory cortex）・**言語野**（language cortex）などという呼び方（**図2-3**参照）は，明らかにその皮質領域の機能に即してつけられたものである。解剖学的な分類と機能的な分類方法は，それなりに対応づけられている。機能的には視覚野はさらに細かく区分されており，1次視覚野はブロードマンの第17野に相当する。また1次体性感覚野は第1，2，3野に相当している。運動野は第4野，運動前野（premotor cortex）は第6野である。

　また，第Ⅰ層から第Ⅵ層までの水平方向の各層は，それぞれ役割も違って

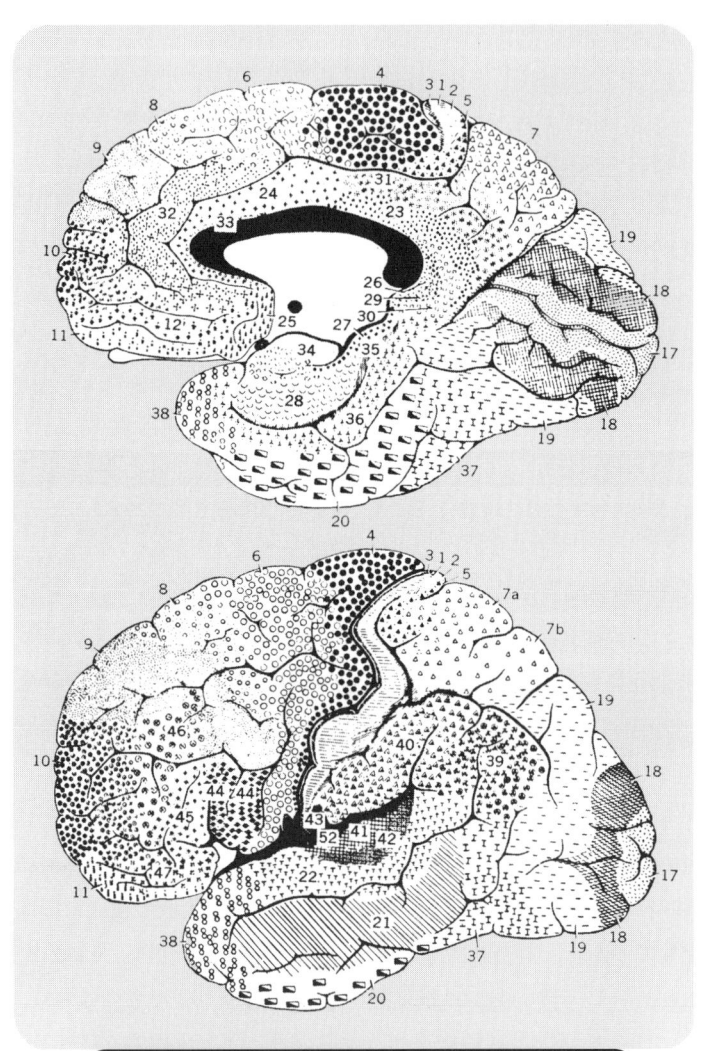

図2-13 ブロードマンによる解剖学的な大脳皮質の分類
（Brodmann, 1909 [11]）

いることが，ニューロンの形態や線維連絡の構成から示唆されている。たとえばⅡ，Ⅲ層は皮質間の連絡にあたる部分で，ヒトでは厚くなっている。ここには同側半球からの線維や反対側からの線維が終わっている。Ⅳ層には特定の感覚を伝える視床からの線維が終末し，視覚などの感覚に関係する領野（感覚野）ではとくに厚くなっている。Ⅴ，Ⅵ層には出力系の細胞が集まっている。

このような層構造とは別に，皮質の縦方向にも解剖学的なまとまりがある。また，あるニューロンから投射を受けている皮質領域は，ほとんどが直径0.5mmくらいの円柱状の範囲に収まっていることが多い（図4-7参照）。皮質の線維投射は，このようなモザイクパターンになっている。また機能的にもこの0.5mmの範囲内のニューロンは，同じような働きをしていることがわかっている。このような縦方向の円柱構造は**コラム**（column）とよばれていて，機能の単位をなしていると考えられている[12]。

小脳皮質も大脳皮質と同様に，三層からなる水平構造をもっている。一番表層は，**平行線維**（parallel fiber）が**プルキンエ細胞**（Purkinje cell）の樹状突起とシナプス結合をしている分子層（molecular layer）である。プルキンエ細胞は小脳皮質唯一の出力細胞で，その細胞体部分が並んでいるところがプルキンエ層である。平行線維の細胞体（**顆粒細胞：granular cell**）のある顆粒層（granular layer）が，もっとも下層に位置している（図2-14）。

プルキンエ細胞にはもう一種類の入力があり，下オリーブ核から上ってくる**登上線維**（climbing fiber）は，プルキンエ細胞の細胞体部分に巻きついて複数の強力なシナプス結合を形成している。平行線維と登上線維の2種類の入力の相互作用によって，プルキンエ細胞で学習に伴う変化が起こるとされている[14]。この他にバスケット細胞やゴルジ細胞などが，プルキンエ細胞とともに皮質上に規則正しく配列されており，大脳皮質と比べると，小脳皮質はどの領域でもほぼ均一な構造をもっている。

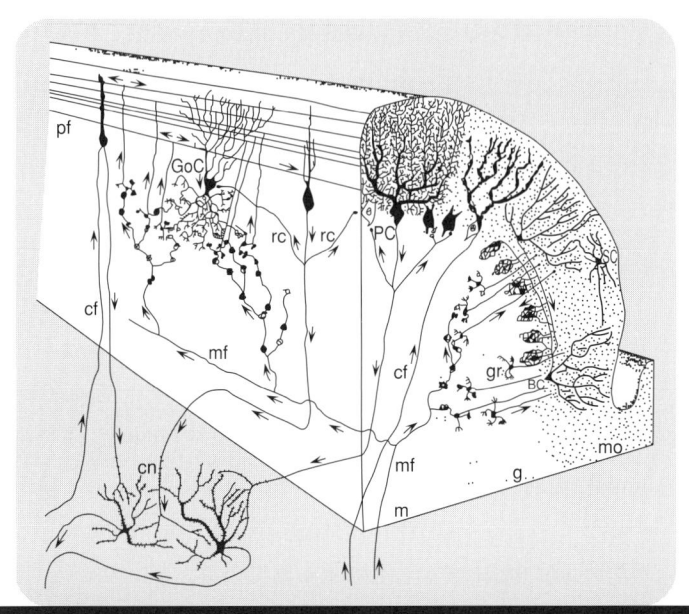

図2-14 小脳皮質の内部構造（Fox, 1962 [13]）

pf：平行線維, cf：登上線維, GoC：ゴルジ細胞, mf：苔状線維, cn：小脳核, rc：反回側枝, PC：プルキンエ細胞, sc：星状細胞, gr：顆粒細胞, BC：バスケット細胞, mo：分子層, g：顆粒層, m：白質.

脳の発達と環境

▶ 脳の発達と老化

　生物学的にいえば，成長も老化も，同じ発達という過程の一段階にすぎず，両者のあいだには明確な区分はない。最近の研究によると，細胞が死ぬのは老化のためだけではないことがわかっている。発達の途上で，あらかじめプログラムされた細胞死というものがあるのである。とくに神経系の細胞死は，機能の発現と密接に関連していることが明らかになってきた。

　発生の初期に筒状の神経管ができる。この神経管にくびれができて，やがて終脳や脊髄になる。ヒトでは妊娠5週目の体長がまだ8mm程度の頃に，すでにこの基本型ができている。まず脳幹になるところから発達し始め，続いて小脳と大脳が大きくなる。6〜8カ月ではまだ大脳皮質の発達は十分で

はない。

　ニューロンは生まれてからは分裂して増えることはないとされているが，誕生前にはその2倍以上の**神経芽細胞（ニューロブラスト）**が存在している。これらの神経芽細胞は，胎児期に猛烈に増殖してから，お互いの競合と淘汰の末に死んでいくものが多く，誕生する頃にはじめて一定の個数に落ち着くのである。

　髄鞘形成の時期は領域によってまちまちである。生まれた時に髄鞘ができあがっているのは末梢神経だけである。感覚野や運動野などには生誕直後から髄鞘化がみられるが，もっとも高次な情報処理を行っているといわれている連合野，ことに人格形成にかかわっている前頭連合野の髄鞘形成は遅く，完了するのが20歳の頃だという報告がある。最近はこの段階に至るまでに「キレる」青少年が多いのである。

　誕生後，ニューロンの個数は安定し，それ以上の細胞分裂は起こらない。この一定状態は20歳くらいまで維持されているが，それ以降は年とともにゆるやかに個数が減っていく。酸素消費の多い大型のニューロンは，小型のものに比べて死にやすいといわれている。またニューロン数の減少は領域によっても異なっていて，感覚野とか運動野などの入出力系の領域は比較的長生きであるが，連合野とよばれる領域のニューロンは早く死んでいく。ニューロン数は90歳くらいで約3分の2程度に減少すると考えられているので，大脳皮質では10万個以上のニューロンが一日ごとに死んでいくことになる。脳全体では50万から100万個のニューロンが死ぬと推定されている。これらのニューロンの死骸は，小グリアが掃除してくれる。ニューロン数の減少とともに，脳自身も軽くなっていく。

　だからといって，ニューロン数の減少が，ただちに脳機能の衰退に結びつくわけではない。外傷や脳卒中などの要因で，急激にニューロン数が減少するときの急性症状に比べると，徐々にニューロン数が減っていく場合の症状は目立たない。アルツハイマー痴呆症は，マイネルト基底核のアセチルコリン作動性ニューロン（3章参照）の減少によって起こるとされているが，ニ

ューロン数の減少が緩やかに起こる場合には，80％のニューロンが死滅するまで症状が現れなかったという報告もある。中枢神経系には，このゆるやかな機能低下に対応できる，何らかの順応性が備わっている。前頭連合野は，髄鞘形成などもっとも遅く発育する領域であるが，この前頭連合野はもっとも早く退化を始める領域でもある。お年寄りのMRI画像をみると，前頭葉部分に顕著な萎縮がみられる場合が多い。

▶ 脳と環境

もう一つ発達の過程で注目すべきは，樹状突起の枝ぶりであろう。生誕前後の樹状突起の成長は，いちじるしいものがある（図2-15）。大脳皮質の錐体細胞の例をとると，はじめは突起も短くほとんど枝分かれがなかったものが，分枝が増えてニューロン全体がカバーしている空間領域が増大している。樹状突起が複雑な成長をすれば，そこにできるシナプスの数も増えることになる。シナプスが増えればそれだけ複雑な神経回路網を作ることが可能にな

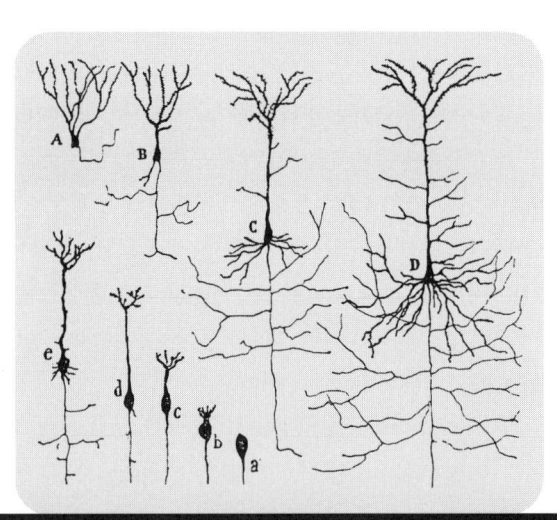

図2-15 錐体細胞の系統発生（大文字）と個体発生（小文字）(Cajal, 1892 [15])
A：カエル，B：トカゲ，C：ラット，D：ヒト。ニューロブラスト（a）から次第に尖頭突起が形成されていく（e）。

るわけである。また1個のニューロンがもつ樹状突起は，かなり高齢になるまで成長を続けるといわれている。老後は凋落傾向にあるとはいえ，知性が比較的長い間維持できるのは，ニューロンの数の減少を，新たに形成される神経回路網が補っていることによるのだろう。

　この樹状突起の枝ぶりは，その動物の生育環境によっても大きく左右される。広くて遊び道具も多い豊かな環境下で，他の個体と一緒に育てられたラットの脳は，隔離された小さなケージで育てられたラットの脳と比べると，大脳皮質の厚みが増加していた。顕微鏡下で調べると，皮質ニューロンの樹状突起の枝分かれの数が増えていることが明らかになった。樹状突起の枝が大きく張り巡らされることで，大脳皮質の厚みが増したのである[16]。

　大脳皮質の厚みは，知能発達と関係しているという報告もある。MRI画像診断を利用した研究によると，言語能力の発達した子どもの言語野は，一般の子どもより肥厚していたという。直接的な証拠はまだ得られていないが，これも樹状突起の枝ぶりの発達が関係していると思われる。

　樹状突起の枝ぶりがりっぱであれば，シナプスを形成できる場所が確保されたと言えるかもしれないが，これが新しい回路網の形成と直接には結びつかない。新しいシナプスの形成能力は，誕生後急速に衰え始めるといわれている。シナプス形成能力を含めた脳の柔軟性は，誕生以降低下するばかりであるが，脳損傷などがきっかけとなって復活する場合もある。この過程にはグルタミン酸の過剰放出・神経成長因子・神経栄養因子・シナプシンなどの，複雑な分子機構が関与していることが明らかになってきている。

3 ニューロンと神経情報伝達

　前章では中枢神経系の構造を主に肉眼解剖学的・組織学的な立場から概説してきたが，本章ではその基本的な機能単位であるニューロンと，そのニューロンを媒介にしてやりとりされる情報処理過程のメカニズムについて解説する。また中枢神経系のほとんどの機能は，ニューロン集合によって構成される回路網の中で営まれているのであるが，とくにその中核を担うとされるシナプスの機能を解説する。

膜電位の発生

▶ 電気化学ポテンシャルとは

　生きている細胞の内側は，細胞の外側に比べてマイナスに偏った**静止膜電位**（resting membrane potential，図3-1上）をもっている。この細胞内外の電位差は，細胞の内側と外側とでイオンの組成と濃度が異なることによって生じている。普通の細胞では細胞内にK^+が多いのに対して，細胞の外側（つまり体液側）にはNa^+が多くなっている（表3-1）が，こんな不自然なことが勝手に起こるはずはない。自然界の物質はそのまま放っておくと，**熱力学の第2法則**（エントロピー増大の法則）によって，ランダムな分子運動の結果無秩序に拡散してしまい，最終的にはどこにも濃い所も薄い所もない一様な世界になってしまうからである。

　細胞膜はリン脂質の二重膜でできており，親水性のリン酸部分が表面を，疎水性の脂肪の部分が内部に向いている。細胞膜にはタンパク質でできた穴（**チャンネル**：channel）や，ポンプあるいは担体（キャリアー）とよばれる

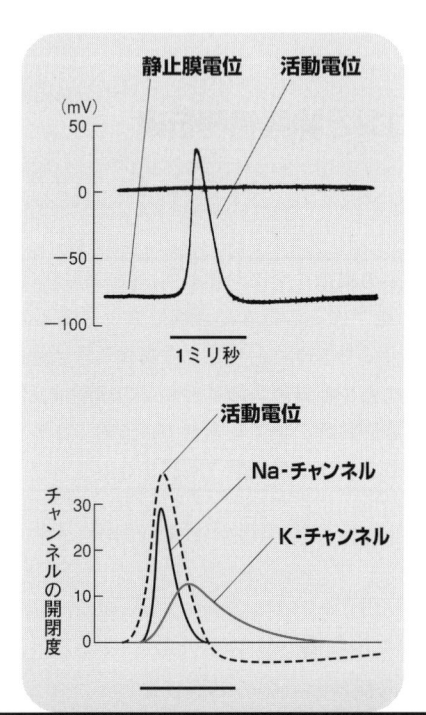

図3-1 上：（静止）膜電位と活動電位の変化，下：Na^+およびK^+透過性の変化（Hodgkin, 1952 [1]）

表3-1 ヤリイカ巨大軸索のイオン組成(mM)
（Hodgkin, 1951 [2]）

	細胞外	細胞内
Na^+	440	50
K^+	20	400
Cl^-	560	52
有機陰イオン	—	385

特殊な高分子装置があり，それらを通じて細胞内外の物質の出入りが制御されている。細胞内外のイオンが特殊な分布をしているのも，栄養物が細胞内に蓄積されていくのも，ATP（アデノシン三リン酸）をエネルギー源とする細胞膜内の，これらの高分子の特殊な性質によるものである。だから細胞が死ぬとこのエネルギーが利用できなくなり，やがて細胞内外のイオン濃度差もなくなってしまう。

水中に1滴のインクを垂らすと，十分時間が経った後はインクは拡散していく。最終的には一様に薄まった水溶液が得られ，ふたたび元の状態に戻ることはありえない。この水溶液は，最初の状態のほうが**自由エネルギー**が高いとみなされるのである。これを**化学ポテンシャル**とよび，

$$\mu = RT\,ln\,[\mathrm{x}] + C \tag{1}$$

として表示される。Rはボルツマン定数，Tは絶対温度，ln は自然対数，[x]は物質のモル濃度，Cは定数である。もしもイオンの分布が一様でない状態があったとすれば，このイオンはランダムな分子運動の結果四方に拡散してしまうが，その際イオン電荷の移動に伴って電流が生じることに注意しよう。これは**電気化学ポテンシャル**とよばれ，

$$E = V_0 - \frac{RT}{nF} \cdot ln\,[\mathrm{x}] \tag{2}$$

という式で表される。V_0は基準電位，nはイオン価，Fはファラデー定数である。

▶ イオンチャンネルと平衡電位

K^+ や Na^+ などの1価陽イオンや Ca^{2+} などの2価陽イオン，さらに Cl^- に対しては，そのイオンのみを通すことができるチャンネルが膜を縦貫してたくさん形成されており，細胞は必要に応じてこれらのチャンネルを開閉している。これらのチャンネルは，選択的に通過させることができるイオンの名前をつけて，K-チャンネルとかNa-チャンネルのようによばれている。

普通の状態におかれている細胞では，K^+を通すチャンネルだけが開いており，他のイオンは自由に出入りできないようになっている。このような状態のことを，膜がK^+に対して**選択的透過性**をもっているという。K^+は溶液内を自由に運動しているが，細胞の外よりも内側の濃度が高いために，電気化学ポテンシャルが発生し，全体的には拡散して細胞の外に出ようとする傾向が生じている（**図3-2左**）。K^+は正の荷電をもっているから，その移動はすなわち電流を生じることになる。電荷が移動すると，もともと中和状態のものが，そのイオンを失うことによってその反対側の電荷に帯電する。反対の電荷はクーロン力によって出ていったイオンを引き止めようとするので，イオンの流れは無制限に起こるわけではなく，ある定常状態に落ち着くことになる。この状態を平衡状態とよび，このような状態のときの電位を**拡散平衡電位**という。この平衡電位の値は，電気化学ポテンシャルから導き出された下記（3）のネルンストの式で与えられる。このときは，K^+の流出によって膜の中から外向きにプラスの電流が吹き出してくるように見えるので，**図**

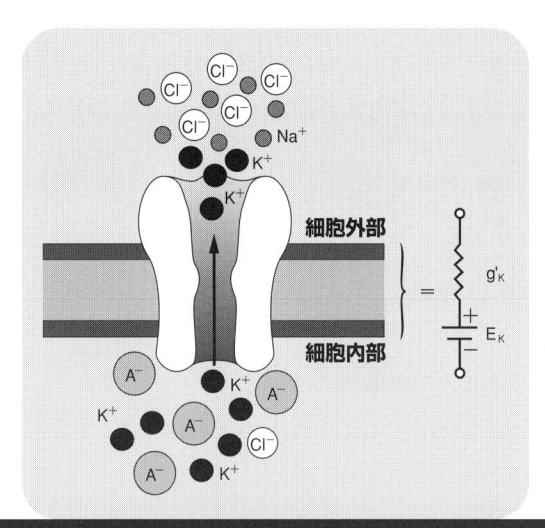

図3-2　K^+の細胞外流出と電位の発生（Kandel, 1991 [3]）
左：K－チャンネルを通じて，K^+だけが細胞内から細胞外に流れる。右端：拡散平衡電位の電気的等価膜モデル。

3-2右端のようにあたかも外がプラスで内がマイナスの電池が、膜にはめ込まれたような状態と等しくなる。そのために細胞の内側は、外側に対してマイナスの電位をもち、K^+の平衡電位E_Kは

$$E_K = -\frac{RT}{F} \cdot ln\frac{[K_i]}{[K_o]} = -58 \cdot \log_{10}\frac{[K_i]}{[K_o]} \tag{3}$$

という値になる。$\log_{10}$は常用対数、$[K_i]$は細胞内部のK^+濃度、$[K_o]$は細胞外部の濃度である。ヤリイカの軸索内外ではK^+の濃度比が20：1程度であるので、膜電位は$-75mV$前後になる。この値はイオンの濃度差に依存しているので、細胞内外のイオンの組成が変わらない限り、膜電位が変化することはない。

ニューロンの細胞膜はK^+に対して選択的透過性をもっているが、Na^+やCl^-などをまったく通過させないというわけではない。このことをふまえて、ゴールドマンはネルンストの式（1）を以下のように拡張し膜電位E_mを導いた[4]。

$$E_m = -\frac{RT}{F} ln \frac{P_{Na}[Na_i]+P_K[K_i]+P_{Cl}[Cl_i]}{P_{Na}[Na_o]+P_K[K_o]+P_{Cl}[Cl_o]} \tag{4}$$

P_{Na}、P_K、P_{Cl}はそれぞれのイオンに対する膜の透過係数である。イオンの透過しやすさを表す指標だと考えればよい。通常は$P_{Na}：P_K：P_{Cl}$は0.04：1：0.45で、P_Kがもっとも大きいので、E_mはカリウムの平衡電位に近い値になるのである。

神経細胞の興奮と活動電位
▶ イオンチャンネルの構造

イオンチャンネルは、いくつかのタンパク質のサブユニットが組み合わさって構成されたものであり、たくさんの種類が知られている。この中には透過するイオンに特異性をもつものと、1価性陽イオンのNa^+とK^+の両方を通

すような非特異的なものとが存在している。またチャンネルは，その開閉のメカニズムの違いによって何種類かに分類されている。図3-3は，これらのイオンチャンネルを示したものである。Aは細胞の外側の部分に特定の物質と結合することによってチャンネルが開くもの（リガンド結合型チャンネル），Bは膜の内外に存在している電位差によって開閉するもの（電位依存型チャンネル），Cは機械的な（温度変化も含む）変形によってチャンネルの開閉

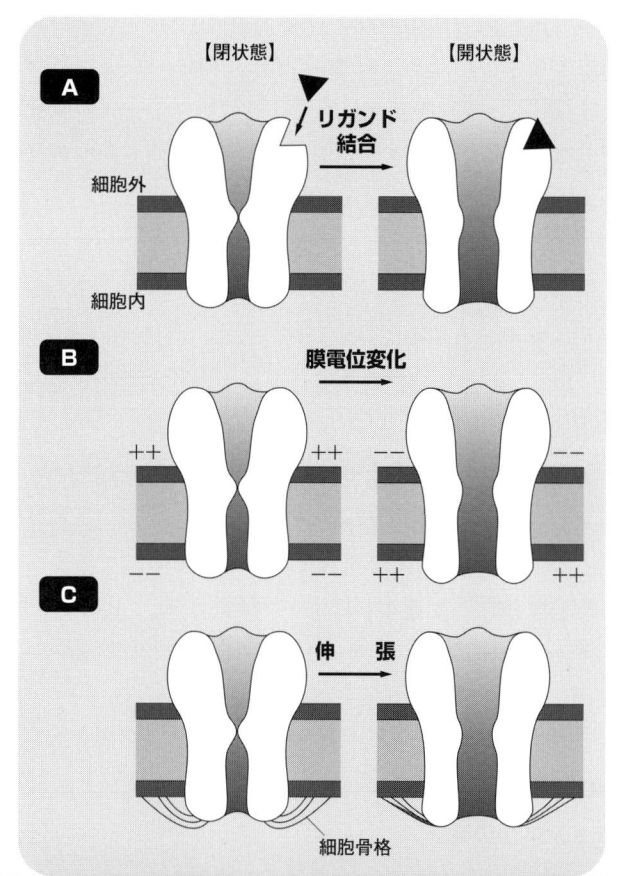

図3-3 イオンチャンネルの種類（Kandel，1991 (5)）
A：リガンド結合型チャンネル，B：電位依存型チャンネル，C：物理的開閉型チャンネル。すべて左側が閉じている状態。

が行われるもの(物理的開閉型チャンネル)を表している。その他にも,細胞内部のリン酸化によってチャンネルの開閉が行われるもの(リン酸結合型チャンネル)が存在している。

　特定の物質と結合するものを一般に**レセプター**(受容体:receptor)とよんでいるので,**A**のようなリガンド結合型チャンネルは,レセプターの働きもしていることになる。このリガンド結合型チャンネルは,結合する物質の種類によってもまた細かく分類されている。一方,レセプターと結合する物質は,ある種の神経情報を媒介するのであるから,**神経伝達物質**(neurotransmitter)とよばれている。

　チャンネルを構成するサブユニットは,ペプチドチェーンがコイル状になった部分(α-ヘリックス)を4カ所もっており,この部分が膜を貫通する形をしている(4回膜貫通型)。すべてのコイル部分が折りたたまれると,アミノ酸チェーンのNH_2末端も$COOH$末端も細胞外に飛び出すことになる(**図3-4**上)。サブユニットは全体として湾曲した形をしており,これが5個結合することによって中央部に穴ができるチャンネル構造ができあがるのである(**図3-4**下)。特定のチャンネルは特定のアミノ酸配列をもっているから,チャンネルの内部つまり穴の部分にむき出しになっているアミノ酸は,種類ごとに違ってくる。この部分が特定のイオンの透過選択性に影響を及ぼしているのである。こうしてイオン特異的なチャンネル(この場合はアセチルコリン・レセプター)が完成する。

▶ チャンネルの開閉と活動電位

　ニューロンと筋肉細胞には,一般の細胞にはない「**興奮**する」という独特の現象がある。ニューロンや筋肉細胞が興奮すると,多くのNa-チャンネルが,1,000分の1秒ほど一斉に開くような状態が生じる。その結果**図3-1**下に示すように,Na^+の膜透過性(つまり開閉度)P_{Na}は一過性に増大することになる[7]。このときNa^+は細胞の外側のほうが濃度が高いので,Na-チャンネルが開くと,Na^+が細胞の内側に流れ込むことになり,膜を通じて内向き

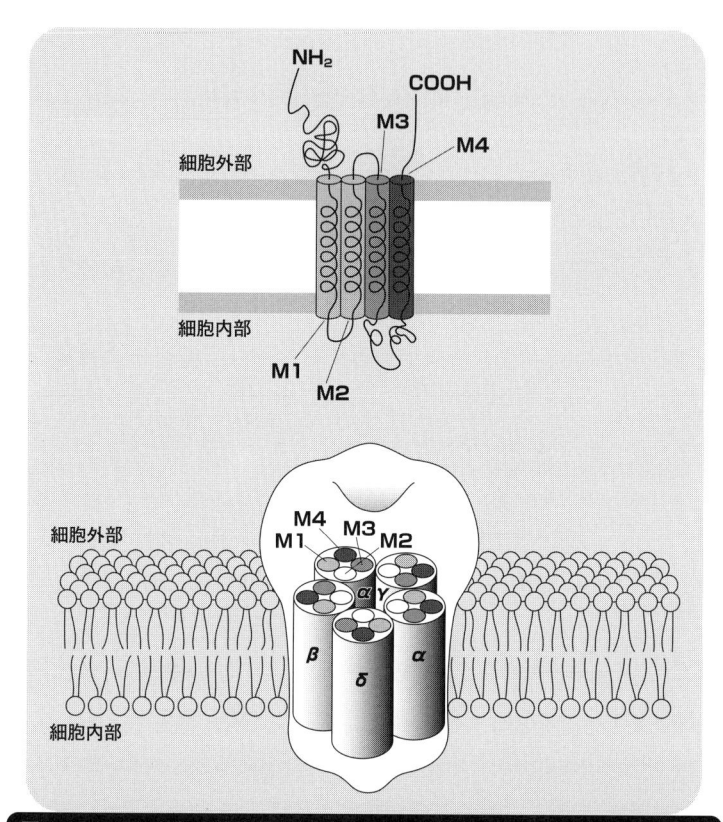

図 3-4　チャンネルを構成するサブユニットの構造（Kandel, 1991 [6]）
上：1つのサブユニットは4本の α-ヘリックスでできている。下：5個のサブユニット（α, α, β, γ, δ）によって1つのチャンネルが構成されている。

電流が発生する。そのために電位の平衡状態が変化して，細胞の内側がプラスの電位に逆転する。透過係数 P_{Na} : P_K は20：1にもなるので，ゴールドマンの式（4）の値は Na^+ の平衡電位（+55mV）に近いものになるのである。1ミリ秒後にはほとんどの Na-チャンネルが閉じてしまうので，膜電位は一過性に変化するだけである（**図3-1**，点線部の変化を参照）。このパルス状の電位変化が，**活動電位**（action potential）とよばれるものである。

　K-チャンネルは平常時にも開いているのだが，活動電位が発生しているときには，開いているチャンネル数がさらに増大する。このことは当然透過

係数P_Kを増大させることになる。**図3-1**下のように，P_KはP_{Na}に比べてやや遅れて増加しはじめ，ピーク後の減衰も遅い。その結果，Na-チャンネルが閉じた後でもかなりの数のK-チャンネルは開いており，これが膜電位をさらにマイナス側にシフト（**過分極**）させることになる。この電位を活動電位の後過分極（after-hyper-polarization）とよんでいる。

　Na-チャンネルがいったん閉じると，その直後はチャンネル分子の構造と機能上の制約があって，Na-チャンネルはしばらくの間開かないので活動電位が発生しない。この期間を絶対不応期という。また後過分極が起こっている時期は，Na-チャンネルを開くことができても，活動電位が発生しにくくなっている。この期間を相対不応期という。こちらのメカニズムは後述する。

　チャンネルの開閉によって，細胞内部のK^+はある程度外部に流出するし，外部のNa^+は内部に流入する。このイオンの拡散によって，細胞内外のイオン濃度はやや変化することになるが，ナトリウムポンプとよばれるタンパク分子が細胞膜内にあって，ATPがADPに分解される時のエネルギーを利用して，細胞内部の3分子のNa^+と細胞外部の2分子のK^+を，同時に入れ替える働きをしている。このナトリウムポンプのおかげで，細胞内外のイオン濃度差が維持されているのである。

▶ 活動電位の伝播

　Na-チャンネルが開くと活動電位が発生することはわかったが，どうすれば最初にNa-チャンネルを開くことができるのかという話はしばらく後回しにして，いったん開いてしまったNa-チャンネルが，周辺にどのような影響を与えるのかをまず説明しよう。今，軸索内部のきわめて限局された領域で，Na-チャンネルが開いて活動電位が発生したとする。この電位は周辺部の電位をプラス側に上昇させることになる（**図3-5**，T_0）。これを**脱分極**（depolarization）という。軸索は一種のケーブルであるから，電流の漏れと内部抵抗によって，脱分極電位は遠くになれば指数関数的に減衰していく。無限遠点では静止膜電位のレベルのままである。

軸索を構成する膜には，**図3-3B**のような**電位依存性Na-チャンネル**が分布しており，細胞内がある程度以上脱分極すると，このチャンネルは勝手に開いてしまう。このときに必要な最小限度の脱分極の大きさを**閾値**（threshold）という。その場所の電位依存性Na-チャンネルが開くと，そこでも活動電位を発生するようになる（T_1）。新しい場所で活動電位が発生すれば，またそこを起点として新たな電位勾配が生じ，先ほどの隣の領域も膜電位の閾値を越えることになり，結局ドミノ式に活動電位が伝わっていくことになる（T_2）。いったん活動電位が生じた場所は，しばらくの間（約3ミリ秒）不応期に入るので，興奮が元の方向に戻ってくることはない。このようにして活動電位は，ニューロンの膜に沿って次々と一方向にだけ伝わっていくのである。

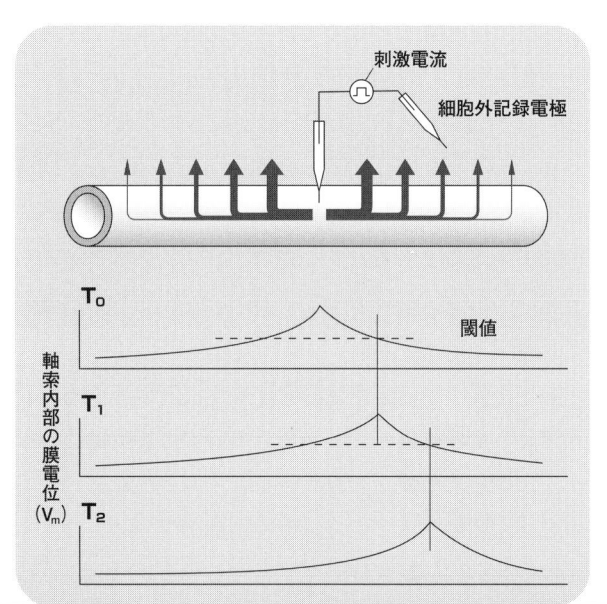

図3-5　膜のケーブル特性と活動電位の伝播（Kandel, 1995[6]）

活動電位を発生している部分の近くは振幅の大きな電位を発生するが，周辺では電位が減衰している。閾値を越えた部分（右側）は活動電位を発生し，電位分布が次第に右にずれていく。左側は不応期になるので，活動電位を発生しない。

軸索はこのように活動電位を伝えるケーブルの役目を果たしている。軸索には直径が1μから10μ程度まで，いろいろな太さのものがある。太い軸索ほど内部の抵抗が小さいから，脱分極の電位は遠くまで減衰しない。つまり遠くの電位依存性Na-チャンネルが，いちはやく閾値を超えて活動電位を発生することになる。いいかえると，軸索の太いものほど速く活動電位を伝導することができるのである。

　また有髄線維はミエリン被膜のおかげで電流の漏れが少ないため，脱分極が遠くまで伝わる。ランヴィエの絞輪の部分にはこの絶縁物がなく，ここに多く集まっている電位依存性Na-チャンネルが開くことによって，内向き電流が生じて活動電位が発生する。そしてこの場合もむき出しの軸索よりも，活動電位が速く伝導する。つまり無髄神経よりも有髄神経のほうが，細い神経よりも太い神経のほうが，活動電位の伝導速度が大きくなるのである。たとえば脊髄の運動ニューロンはもっとも太い有髄神経（直径10μ）の一つであるが，その伝導速度は100〜120m/秒である。また皮膚には無髄の痛覚神経（直径1μ）があるが，伝導速度は0.6m/秒程度である。

　先ほど活動電位は軸索を一方向にだけ伝わるといったが，軸索自体には方向性はなく，一方通行の原因は軸索膜の不応期によるものである。通常は細胞体から軸索末端のほうへのみ活動電位が伝わるが，この伝導が逆方向（逆行性）になる病気も知られている。また軸索は終末近くで枝分かれしているが，活動電位もそれに伴っていろいろな方向に分かれていく。ただし普通の電線とは違って，いくら枝分かれがあったとしても活動電位の振幅には変化がなく，それぞれの末端まで減衰することなく伝わっていく。

シナプスと神経情報伝達
▶ 伝達物質の放出と受容

　シナプスをはさんで2つのニューロン（一つは情報を送り出すほう，もう一方はその情報を受け取るほう）が対向しているが，前者をシナプス前ニューロン（pre-synaptic neuron），後者をシナプス後ニューロン（post-synaptic neuron）とよんでいる。シナプス前ニューロンの軸索終末に活動電位が到達すると，その部分に存在する電位依存性 Ca-チャンネルが開き，Ca^{2+} の流入が起こる。軸索終末内部の Ca^{2+} 濃度が高まると，終末内に存在する小さな袋（**シナプス小胞**）が，シナプスの末端部まで移動する。このシナプス小胞の中には，実は神経伝達物質が含まれているのである（**図3-6**）。シナプス小胞を囲んでいる膜は，シナプス末端の膜と融合しついには破れてしまう。こうなると先ほどまでシナプス小胞の中に入っていた伝達物質は，細胞の外側に出てしまうことになる。1つのシナプス小胞に含まれている伝達物質の量はほぼ一定であり，1,000分子程度であると推定されている。

細胞の外側，つまりシナプス前膜と後膜との間（**シナプス間隙**）に放出された物質は，シナプス後ニューロンの膜に存在するレセプターと結合する。このレセプターにはさまざまなタイプがあるが，その一つが前述のリガンド結合型チャンネルである。このタイプのイオンチャンネルは，特定の物質と結合することによってチャンネルの開閉を調節する機能をもっている。チャンネルの

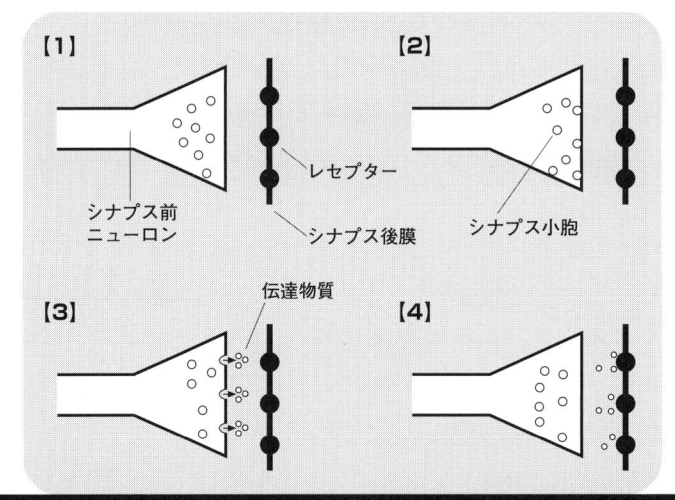

図3-6　シナプスにおける伝達物質の放出
活動電位が軸索末端に到達すると，シナプス小胞は右端に移動し【2】，シナプス小胞内部の伝達物質が細胞外に放出されて【3】，シナプス後膜のレセプターと結合する【4】。

開閉によって，当然のことながらイオンの流入や流出が起こり，その結果膜電位に変化が生じる。つまりシナプス前ニューロンから放出された伝達物質が，シナプス後ニューロンの膜電位に影響を与えることになるのである。

　しかし放出された伝達物質が，いつまでもレセプターと結合し続けていると，チャンネルが開いたままの状態になってしまうので具合が悪い。伝達物質とレセプターの結合は可逆的（つまり一時的）であって，ふたたび遊離した伝達物質は酵素によって分解されるか，細胞間隙に拡散霧消してしまうか，あるいはシナプス前細胞に再吸収されてしまうかのどれかであるので，同じ物質がいつまでも効力をもち続けることはない。たとえばアセチルコリンは，コリンエステラーゼという酵素によって分解される。神経—筋接合部の終板（中枢神経系のシナプスに相当する部分）で放出されたアセチルコリンは，筋細胞の膜にあるレセプターと結合するが，一度筋肉に活動電位を発生させて筋収縮を起こした後は，分解されて用済みになってしまうのである。毒ガスのサリンは，このコリンエステラーゼの働きを阻害する。そのためにアセチルコリンの影響はいつまでも続き，筋収縮がいつまでも持続するので，筋肉痙攣や呼吸困難が起こるのである。

▶ シナプス後電位の発生

　この分子機構を説明するために，中枢神経系でもっとも重要な伝達物質であるグルタミン酸の場合を例にしてみよう。終末部分から放出されたグルタミン酸は，シナプス後膜のグルタミン酸レセプターと結合する。このグルタミン酸レセプターは，チャンネルを構成しているサブユニットの一部分に相当する。このチャンネルは1価の陽イオンを通過させる性質をもち，グルタミン酸が結合することによってそのチャンネルが開く。膜は今までK^+だけが通過できる状態であったのが，Na^+も通過できるようになるので，膜は一瞬にしてナトリウムとカリウムの平衡電位を相殺してしまうことになる。その結果細胞内部の電位は，カリウムの平衡電位に近い静止膜電位（-70〜-60mV）のレベルから，0mVに近づく方向へ脱分極するのである。

このリガンド結合型チャンネルのグルタミン酸レセプターが開いている時間はごくわずかで，25ミリ秒もすればほとんどのチャンネルが閉じてしまう [9]。イオンの流れによる膜電流も減衰してしまうので，膜電位はまた元のレベルに戻ってしまう。この時期の脱分極性膜電位の経過を測定すると，**図3-7A**のようになる。これが興奮性シナプス後電位（**EPSP**：Excitatory Post-Synaptic Potential）とよばれる電位である [10]。このように神経伝達機構は複雑な過程をもっているが，軸索末端部に活動電位が到達してからEPSPが発生するまでの時間は，わずか0.5ミリ秒程度である。この時間遅れのことを，シナプス遅延（synaptic delay）とよんでいる。

シナプスは1つのニューロンに数千個以上もある場合が多く，それぞれが色々なタイミングでシナプス前ニューロンから活動電位を受けている。そうすると，伝達物質の放出や受容のタイミングはシナプスごとにまちまちで，シナプス後ニューロンに発生するEPSPは不規則な波形になる。1つのシナプスで発生するEPSPの振幅は，たかだか数10μVから数mV程度であるが，いくつかのシナプスで同時にEPSPが発生すると，ニューロンの中ではこの電位が加算されて大きな電位となる。この電位が閾値（$-55\sim-50$mV）に

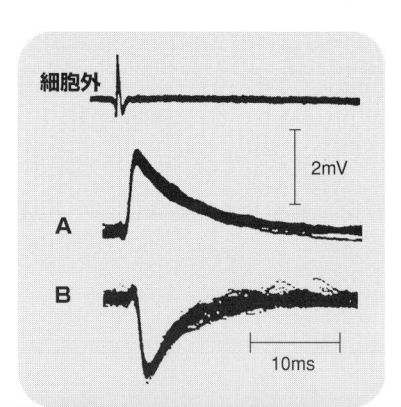

図3-7 脊髄運動ニューロン内部から記録されたEPSP（A）とIPSP（B）
（Curtis & Eccles，1964 [11]）
細胞外電位（上段）のピーク部分は，シナプス前ニューロンの軸索末端に活動電位が到達した時点にあたる。

達すると，突然電位依存性Na⁻チャンネルが開いて活動電位が発生する。

この活動電位は軸索を伝導して終末部分に達し，そこで次のニューロンに向けて伝達物質を放出することになる。もしもEPSPの大きさが閾値に達しない場合は活動電位が発生せず，やがてこのEPSPは減衰してしまうので，次のニューロンに情報が送られることはない。つまり活動電位が発生するかしないかが，情報が次のニューロンに送られるか，そこで立ち消えになってしまうかの別れ目になるのである。小さなEPSPが発生したからといって，小さな活動電位が送られるわけではない。中間の段階というのは一切ないのである。これを**全か無かの法則**（all-or-nothing law）という。

ニューロンによっては，ガンマアミノ酪酸（**GABA**）をシナプス小胞に含んでいるものがある。このGABAが軸索終末から放出されると，シナプス後ニューロン膜のGABAレセプターと結合する。このGABAレセプター（正確にはGABA$_A$レセプター）はCl⁻のチャンネルを構成しているので，細胞外にあるCl⁻が流入することになる。Cl⁻の平衡電位は静止膜電位よりもマイナス側にあるので，ゴールドマンの式（4）に従って膜電位はさらに過分極してしまうのである。いったん開いたCl⁻チャンネルは，Na⁻チャンネル同様すぐに閉じてしまうので，ちょうどEPSPと同じような時間経過で，電位の向きだけが反対の過分極電位が発生する（**図3-7B**）。これが抑制性シナプス後電位（**IPSP**：Inhibitory Post-Synaptic Potential）である[11]。

EPSPが同時にたくさん発生すれば膜は脱分極し，活動電位の発生する閾値に近づいてニューロンは興奮しやすくなるので，EPSPを発生させる伝達物質のことを興奮性伝達物質とよぶ。グルタミン酸やアセチルコリンは，その代表的な例である。反対にIPSPがたくさん発生しているときには膜は過分極ぎみになり，ニューロンは興奮しにくくなる。だからIPSPを発生させるような伝達物質のことを，抑制性伝達物質とよぶのである。もちろんGABAはその代表的なものである。

活動電位が発生すると，その後に不応期が訪れることを以前にふれた。絶対不応期とは電位感受性Na⁻チャンネルがふたたび応答できるようになるま

での時間のことであるが，相対不応期とは活動電位の後過分極が抑制性シナプス電位と同じ効果をもたらすために，ニューロンが次の活動電位を発生しにくくなっている状態のことである。だから非常に大きな興奮性シナプス電位が発生した場合には，相対不応期にも活動電位が発生する。

▶ セカンド・メッセンジャーを介する神経伝達

前節の話は，伝達物質が直接チャンネルの開閉を制御する機構を説明したものであった。しかし伝達物質は膜に存在する他のタイプのレセプターとも結合し，シナプス後ニューロンに影響を与えることもある。そこでこの両者を区別するために，直接イオンチャンネルを開閉するタイプのレセプターは，**イオンチャンネル型受容体**（ionotropic receptor）とよばれている。間接的にチャンネルに影響を及ぼすものにはさらに何種類かあり，その一つが**代謝調節型受容体**（metabotropic receptor）である。

代謝調節型受容体は，神経伝達物質（ファースト・メッセンジャー）と結合すると，G-プロテイン（GTP：グアノシン三リン酸と結合するタンパク質）を介在して，セカンド・メッセンジャー系を駆動する性質をもっている。代謝調節型受容体は7回膜貫通型の構造をしており，チャンネル分子のサブユニットのような4回膜貫通型のタンパクとは異なっている。

この代謝調節型受容体に伝達物質が結合すると，細胞内部でGTPがG-プロテインと結合し，それに続いてATP（アデノシン三リン酸がc-AMP（サイクリックアデノシン一リン酸）に変化する。このc-AMPがセカンド・メッセンジャーとして，細胞内部の化学反応を促進して，最終的にイオンチャンネルの開閉に影響を与えるのである。このセカンド・メッセンジャーとして，ムスカリン型アセチルコリン受容体ではイノシトール三リン酸が使われており，ヒスタミン受容体ではアラキドン酸が利用されている。G-プロテインを介在せずに，細胞内部の化学反応の連鎖に影響を与える受容体もある。

これらの間接的なチャンネル制御は，多くの化学反応の連鎖を必要とするために，直接イオンチャンネルを制御する方式（イオンチャンネル型受容体）

に比べて時間がかかる。つまり伝達物質が放出されてから，シナプス後ニューロンの膜電位に変化が現れるまでの時間が遅いのである。伝達物質のアセチルコリンが放出された場合に，イオンチャンネル型受容体であるニコチン型受容体と結合した場合には，0.5ミリ秒で膜電位の変化が始まるが，代謝調節型受容体のムスカリン型受容体と結合した時には，その効果が出始めるまでに10ミリ秒以上の時間がかかるのである。そのかわり，いったん膜電位の変化が始まるとその効果は長時間持続する。

　間接的なチャンネル制御は，見かけ上膜電位にまったく影響を与えないこともある。しかし細胞内部の化学反応によって，ある種のチャンネルが活性化あるいは不活性化されることで，そのチャンネルを駆動する伝達物質の働きを変化させるようなことが起こる。このような場合には，この間接制御に関わる伝達物質を，**神経修飾物質**（neuromodulator）とよんでいる。

　また神経修飾物質の中には，細胞膜上のレセプターと結合しないで，直接細胞内部の代謝に影響を与え，結果としてチャンネルの開閉に関わるものがある。カルシウムは，チャンネルを通過して細胞内に入ると，膜に働きかけて伝達物質の放出を促進したり，一連の酵素反応を促してチャンネルの開閉に関与したりする。一酸化窒素（NO）や一酸化炭素（CO）にも，同様の神経調節物質としての機能があり，これらも広い意味での伝達物質であると解釈されている。

▶ 電気シナプス

　化学物質を媒介とした信号伝達の他に，神経系には直接電気信号をシナプス後ニューロンに伝える方式がある。この信号伝達が行われる場所では，シナプス前膜と後膜がほぼ融合しており，特殊なシナプス構造を作っている。このシナプスを**電気シナプス**とよび，膜が融合している部分のことをギャップ・ジャンクションという。この部分では，膜を貫通しているチャンネルが2つ縦に融合しており，2つのニューロンにまたがる長いチャンネルを構成している。このチャンネルは大きな直径をもっており，無機イオンを自由に

通過させている。シナプス前ニューロンの膜電位が，直接シナプス後ニューロンの膜電位に影響を与えるのである。電気シナプスに対して，通常の化学伝達を行うシナプスを**化学シナプス**とよんで，両者を区別している。しかし電気シナプスは化学シナプスと比べると，きわめて特殊な部位で見つかるだけである。神経系以外では，心筋や平滑筋に電気シナプスがあることが知られている。

化学シナプスでは，軸索末端部に活動電位が到着してからシナプス電位が発生するまでに，複雑な伝達メカニズムのために0.3〜0.5ミリ秒の時間的遅れが起こるが，電気シナプスでは直接イオン流が膜電位を制御するために，このような時間遅れを生じない。同時にたくさんの細胞を同期して活動させなければならない心筋に，この電気シナプスがあるのはそのためである。神経系ではキンギョのマウスナー細胞などで，この電気シナプスが使われており，危険から逃避する場合などに，瞬時にして多くのニューロンを駆動する必要があるときに役立っている。

▶ 伝達物質とレセプターの種類

興奮性伝達物質や抑制性伝達物質というよび方は，実はあまり正確ではない。その作用が興奮性であるか抑制性であるかが決まるのは，その伝達物質が結合するレセプターの種類によってである。それぞれの伝達物質に対して，レセプターは何種類も存在していることがわかっている。それぞれ作用の仕組みや時間経過が異なっていて，先ほどのような速いEPSPを発生するレセプターもあれば，もっとゆるやかな時間経過の電位を生じるレセプターもある。また興奮性伝達物質としてもっとも重要なグルタミン酸のレセプターの中には，抑制的に働くものがあることも最近わかってきた。

表3-2に代表的な神経伝達物質を示したが，今日ではそれが数十種類発見されている。大脳皮質におけるカテコールアミン類の作用は非常にゆっくりしたものであり，その作用もマイルドなものである。このことは，グルタミン酸やGABAが，イオンチャンネル型受容体を通じて，与えられた刺激の分

析や特徴抽出・運動の制御などの，速い情報処理が必要とされる神経回路の情報媒介に向いているのに対して，カテコールアミンやペプチドは，直接的な情報伝達よりも，セカンド・メッセンジャー系を利用して，意識や注意のレベルをゆっくりと変化させるようなメカニズムに関係しているためと考えられている。

　表3-3は，代表的な伝達物質のレセプターを列挙したものである。現在までのところ，グルタミン酸受容体には20種類以上あることがわかっている。そのうちのチャンネル直結型は，NMDA型とnon-NMDA型の2種類に大別されている。non-NMDA型はさらにAMPA-カイニン酸レセプターとキスカール酸レセプターとに分けられる。セカンド・メッセンジャー系としては，これもキスカール酸レセプターの別タイプのものが知られている[12]。これらの命名は，伝達物質と同じように結合し得る物質の名前を用いている。だからNMDAレセプターは，グルタミン酸はもちろんのこと，NMDA（N-メ

表3-2　主な神経伝達物質

アミノ酸	グルタミン酸（中枢神経系でもっとも重要な興奮性伝達物質） アスパラギン酸 （グルタミン酸と同じレセプターを共有することがある） グリシン GABA（もっとも重要な抑制性伝達物質）
アミン類	アセチルコリン （筋接合部の伝達系・マイネルト基底核よりの広域投射系） カテコールアミン系 　ドーパミン（大脳基底核およびA10核に存在） 　ノルアドレナリン（青斑核の広域投射系） 　アドレナリン 　セロトニン（縫線核の広域投射系） 　メラトニン（松果体に存在）
ペプチド	サブスタンスP（ペプチド類は神経修飾物質として働く） エンドルフィン ソマトスタチン 他　多数

チル-D-アスパラギン酸）とも結合する性質をもっているので，このような名前がつけられているのである。このNMDAレセプターは，学習や記憶の分子メカニズムに関係しているとして注目されている。GABAのレセプターも2種類ある。そのうちのGABA$_A$レセプターは，速いIPSPの発生に関係しているCl$^-$チャンネル直結型である。もう一つのGABA$_B$レセプターはもっとゆるやかな抑制作用をもっている。

このことからもわかるように，これらの受容体は，さまざまな物質と特異的に結合する性質をもっている。この結合によって伝達物質と似たような作用を起こす物質を**アゴニスト**（agonist），逆の作用を起こす物質を**アンタゴニスト**（antagonisit）とよんでいる。また化学的に結合はしないものの，その受容体の周辺に存在することによって，その受容体の作用を物理的に（競合的に）邪魔する物質もある。これらの物質を中枢神経系に投与することによって，どのような機能的変化が生じるかを調べれば，その伝達物質の役割を明らかにすることができる。

このような物質の多くが，神経毒として従来から知られていた。たとえば毒ヘビから抽出されたα-ブンガロトキシンや，南米のインディアンが毒矢に使ったクラーレは，ニコチン型アセチルコリン受容体のアンタゴニストである。女郎グモから抽出されたJSTXは，グルタミン酸受容体に作用する。ちなみにフグ毒のテトロドトキシンは，電位依存性Na-チャンネルの働きを阻害する。

表3-3 主要な伝達物質に対する代表的な受容体

	イオンチャンネル型	代謝調節型
グルタミン酸	NMDA型 non-NMDA型	GluR-n
GABA	GABA$_A$	GABA$_B$
アセチルコリン	ニコチン型	ムスカリン型
ノルアドレナリン		α型，β型，すべて
ドーパミン		D1, D2, すべて
セロトニン	5-HT3	大半のレセプター

▶ レセプター・チャンネルの分子構造

　分子遺伝学的方法を応用してレセプターの分子構造が初めて明らかにされたのは，ニコチン型アセチルコリンレセプターであった。現在では，このレセプターのすべてのサブユニットのアミノ酸配列が決定されている。**図3-4**に示すように，このレセプターは $\alpha\ \alpha\ \beta\ \gamma\ \delta$ の5つのサブユニットから構成されており，そのうちの2つの α サブユニットにアセチルコリンの結合部位がある。アセチルコリンがここに結合すると，チャンネルが一過性に開いてイオンを通すことができるようになるのである。

　他のタイプのイオンチャンネル型レセプターも，これと似たようなサブユニット配置をしている。それぞれのサブユニットは4回膜貫通型をしており，アミノ酸配列には共通した部分が多く，同じタンパク質から進化してきたことを物語っている。たとえば，$GABA_A$レセプターは $\alpha\ \beta\ \gamma\ \gamma\ \delta$ の5つのサブユニットから成り，α サブユニットにはGABAが結合し，β サブユニットには麻酔薬として使われるバービツール剤が結合する。また γ サブユニットには抗不安薬として用いられるベンゾジアゼピンが結合する。これらの物質が結合することで，Cl^-チャンネルの開閉が制御されるのである。

　その中でも際立った特徴をもっているのが，先にも紹介したグルタミン酸レセプターの一種のNMDAレセプターである。このレセプターは，グルタミン酸の結合部位とグリシンに対する結合部位をもっているだけではなく，マグネシウム（Mg^{2+}）や亜鉛（Zn^{2+}）などの2価陽イオンとの結合部位ももっている（**図3-11**左参照）。このNMDAレセプターのチャンネルが開くと，Na^+やK^+だけではなくてCa^{2+}も出入りすることができるようになる。

　このNMDAレセプターはまた，電位依存性チャンネルとしての性質も兼ね備えている。つまり，このNMDAレセプターのチャンネルを開くためには，グルタミン酸の結合と，膜の脱分極が同時に起こらなければならないのである。普通のチャンネルはリガンドが結合すれば無条件に開閉するが，このNMDAレセプターを開くためには，前もって脱分極をニューロン内に生じさせておくことが必要になってくる。この「時と場合を選ぶ」性質が，

NMDAレセプターの反応を複雑にしており，それゆえに長期増強の分子機構に（さらには学習や記憶にも），このNMDAレセプターが関与していると信じられているのである．

神経伝達の可変性

▶ 樹状突起の信号伝達特性

　通常のニューロンには，興奮性シナプスと抑制性シナプスの両者とも存在していて，多くのEPSPとIPSPを受け取っている．そのニューロンが活動電位を発生するかしないかは，EPSPの総和からIPSPの総和を引いた値が，閾値を越えているかいないかで決定されていると，単純に思いがちである．しかしそもそもEPSPやIPSPの大きさや時間経過は同じではないし，ニューロン内部の電位分布やシナプス電位の伝わり方が必ずしも一様でないこともあって，活動電位の発生はこのような単純な線形加算では決定できないのである．

　膜のもっとも興奮性の高い領域（つまり活動電位が発生しやすい場所）は，ニューロンの中でも片寄った場所にあることが知られている．脊髄の運動ニューロンや大脳皮質の錐体細胞などでは，細胞体から軸索へ移行する領域（軸索丘あるいはイニシャル・セグメントとよばれる部分）が，脱分極によって最初に活動電位を発生するとされている．つまりこの部分に，電位依存性ナトリウムチャンネルが比較的多く分布しているのである．樹状突起にシナプス電位が発生したとすると，この電位は樹状突起の中を減衰しながら拡散していくことになる．イニシャル・セグメントの部分まで，減衰をなるべく少なくしながら脱分極電位を伝えることができるシナプスほど，活動電位を発生させる確率が高いことになるだろう．

　ロールは，樹状突起の電位拡散の特性を調べるために，コンパートメント・モデルとよばれるものを提唱した[13]．このモデルでは，軸索と同じような膜特性をもったケーブルの部分を，いくつもつなげて樹状突起を構成している（図3-8）．ただしこのケーブルは活動電位を発生することなく，あくまで受動的にシナプス電位を拡散するだけのものとしている．ケーブルの

直径は，樹状突起が枝分かれするごとに細くなっている。

　このモデルに従って計算してみると，細胞体または細胞体に近い樹状突起の部分（図中の**A**）で発生したシナプス電位は，振幅の大きな時間経過の短い波形として，細胞体部分から導出された。これに対して，細胞体から非常に遠い樹状突起の部分（図中の**D**）にシナプスがあると，細い樹状突起の部分でこのシナプス電位がほとんど減衰してしまい，これを細胞体部分から記録すると，振幅が小さくて時間経過のゆるやかな波形が得られた。

　つまり，細胞体に近いシナプスで発生したシナプス電位は，少数個の加算でその細胞を興奮させたり抑制させたりするのに有効に働くのに対して，細胞体から遠い場所にあるシナプスを介する信号は，たくさん集まってもその効果はわずかである。しかし，遠くのシナプスで起こった電位は持続時間が長いので，バックグラウンドの活動レベルを高めたり低めたりする機能には有効に働くと考えられる。

　小脳皮質でもっとも重要な役割を果たすプルキンエ細胞は，きわめて特徴的な樹状突起の空間分布をもっている。プルキンエ細胞の主な入力である平

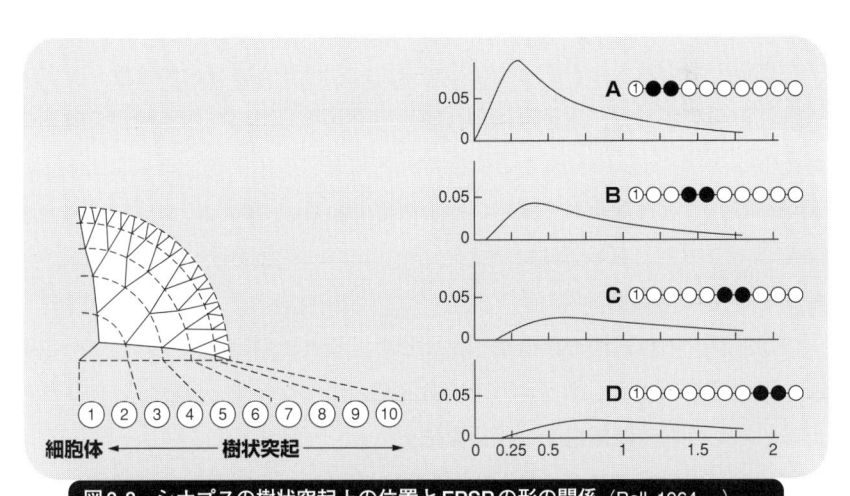

図3-8　シナプスの樹状突起上の位置とEPSPの形の関係（Rall, 1964 [13]）
シナプスの位置（右図中の黒丸）が細胞体から遠ざかるにつれて（A→D），細胞体で記録されるEPSPの波型は低くなだらかになる。

行線維は，この2次元平面上に広がっている樹状突起に直交しており，この交点の部分でシナプスを形成している（図2-14参照）。プルキンエ細胞のシナプスの数は約10万個と見積もられているから，この細胞は10万本の平行線維から入力を受けていることになるだろう。プルキンエ細胞には，もう一つ登上線維とよばれる重要な入力がある。こちらのほうは，細胞体から一番太い樹状突起の部分にかけて，からみつくような形で何箇所ものシナプスを形成している。

多数の平行線維から入力を受けているにもかかわらず，プルキンエ細胞の活動電位の発火頻度はあまり変化しない。これは平行線維由来のシナプス電位が，細胞体部分の膜電位に対してバックグラウンドとして働いているからであると考えられる。これに対して1本の登上線維に活動電位が発生すると，大きなシナプス電位が発生するために，プルキンエ細胞は数発の活動電位を連続的に生成してしまうのである。これがプルキンエ細胞の**複雑スパイク**とよばれる活動電位である（**図3-9**）。

これとは対照的に，大脳皮質の抑制性ニューロンの中には，錐体細胞の膜興奮性のもっとも高い軸索丘（イニシャルセグメント）付近に，直接シナプスを形成しているものがある。この場合には，たとえ多数の興奮性シナプス後電位が加算されて，閾値を越えた脱分極を起こしていても，軸索丘付近に抑制性シナプス電位が発生するだけで，活動電位の生成が止まってしまう場合がある。これはきわめて強力な抑制機構である。

▶ **シナプスの可塑性**

ニューロンの模式図や顕微鏡写真などを見ると，シナプスの位置はその場所に固定されていて，ずっと不変であるかのような印象を受けてしまうだろう。しかし位相差顕微鏡や干渉顕微鏡を使って，培養されたニューロンのシナプスの形成過程をビデオ撮影すると，シナプスが樹状突起や細胞体の膜とくっついたり離れたり，また細胞表面を移動したりしている様子が観察できる。このようにシナプスは固定されたものではなく，ダイナミックに変動し

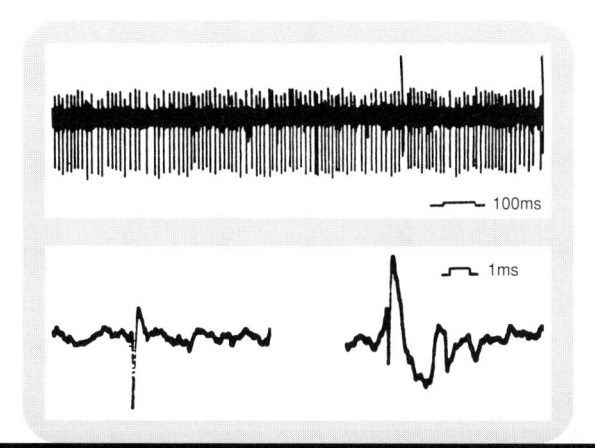

図3-9 プルキンエ細胞のスパイク活動(Thach, 1968 [14])

小脳プルキンエ細胞の発火活動（上段）。2種類のスパイク活動が見えている。時間軸を拡大してみると、単純スパイク（左下）と複雑スパイク（右下）の波形がよくわかる。

ているものなのである。

　また軸索終末部分の成長をビデオで見ると、先端部分の**成長円錐**（growth cone）とよばれている所は、アメーバのようにいろいろと形を変え、枝分かれをしながら、いろいろなニューロンにシナプスを伸ばしたり引っ込めたりしている様子がわかる。ニューロンの成長過程では、どのニューロンと結合するのかということも未定の状態であるらしい。このようなシナプスの自由な結合能力は、培養系や成長段階の特殊な時期にだけ備わっているのではない。

　中脳にある赤核とよばれる神経核は、大脳皮質と小脳核とからシナプス入力を受けているが、小脳由来のシナプスは主に細胞体近辺に、大脳由来のシナプスは樹状突起の先端部分に集まっていることが知られている。しかし小脳核を破壊した後では、小脳由来のシナプスが消失した細胞体近辺に、大脳からのシナプスが新たに形成されることがわかった[15]。また成熟した動物でこのような病変がなくても、似たようなシナプスの変動がみられることもわかってきた。

前節で述べたように，シナプスの形成される位置によって，シナプス電位の伝達特性は大きく左右される。したがってこのようなシナプスの可塑性は，ニューロンの信号処理機能に大きな影響を与えるのである。1つのシナプスの変動による寄与はわずかなものかもしれないが，平均して千個のシナプスをもっているニューロンにしてみれば，それらの組合せで信号の流れをどのようにでも変えられるだろう。これが神経系全体に及ぶとすれば，脳の機能に及ぼす影響はとても大きなものになるだろう。

シナプスの形態もまた，伝達効率に大きな影響を与えると考えられている。シナプスを形成するスパイン（とげ）の部分が太く短ければ，電気的な抵抗が小さいので，シナプス電位が減衰することなく遠くまで届くと予想される。逆にこの部分が細く長ければ，シナプス電位は早く減衰してしまうことになるだろう。このようなシナプスの多様性・柔軟性が，複雑な脳の働きを維持するのに大いに役立っているのである。

シナプスの変化ばかりに注目が集まっているが，前章で述べたように樹状突起の形態もさまざまな環境要因で変動する。豊かな環境で飼育すると樹状突起の枝分かれが増えるが，このことは細胞の表面積を増大させ，結果としてシナプスが形成される領域を広げたことになる。枝分かれの多いニューロンは，よりたくさんのシナプス結合を作れるので，より複雑な神経回路網を発達させる。ここでも最後にはシナプスの問題に還元されるのである。シナプスの何らかの変化は，中枢神経系の機能形成とその変貌を支える，もっとも基本的な要素であるといえるだろう。

▶ **学習のシナプス仮説**

学習や記憶にこのシナプスの変化が関係しているのではないかという漠然とした説は，シナプスが発見された19世紀末当初からあったが，心理学者のヘッブが，1940年代に，学習の基本的メカニズムはこのシナプスの伝達効率の変化によって起こるという説（**学習のシナプス仮説**）を提唱して以来，この考え方は心理学者・生理学者のみならず工学者の関心をも集め，いろい

ろな可変シナプスをもつ神経回路網モデルが作られるに至った(16)。

　これらの詳細は次章にゆずるとして，ここではヘッブが考えた学習のシナプス仮説をしばらく検討してみよう。神経回路網の中でよく使われる回線は，次の機会にも信号が通過しやすくなる，と彼は考えた。軸索の部分には可塑的な要素がないから，この信号の伝達効率に影響を与えるのはシナプスの部分であると推定したのである。よく使われる回路がより効率よく働けば，この回路を駆動する行動の発現頻度は，ますます上昇することになるだろう。これが学習の神経基盤であると彼は唱えた（**図3-10A$_1$，A$_2$**）。

　条件反射の研究で有名なロシアの大脳生理学者パブロフは，条件反射が学習されるためには，条件刺激と無条件反応とが結びつく「**連合：association**」というプロセスが不可欠であると考えた。彼自身はこの連合が大脳皮質で起こっていて，この2つを結ぶ新たな回路が形成されると考えたが，ヘッブはオリジナルなシナプス仮説を，連合学習のプロセスにも拡張した。

　たとえばエサを見れば唾液を分泌する（無条件反応）のは，神経系の中にこれを発現する回路がすでに存在しているからである。しかし唾液の分泌とは何の関係もなかったベルの音（条件刺激）を，エサを与える直前に繰返し聞かせていると，やがてその動物はベルの音を聞いただけで唾液の分泌を始めるようになる。これは今まで弱いシナプス結合しかなかったために，信号が事実上通れなかった回路が，繰返し信号を受け続けたために，その信号が通過しやすくなったと考えたのである（**図3-10B$_1$，B$_2$**）。これを異所性シナプス促通とよぶ。先ほどの同じシナプス上で起こる変化を，これと区別するために同所性シナプス促通とよんでいる。

　現在ではこのシナプス促通の分子機構として，軟体動物ではセロトニンによるセカンド・メッセンジャー系が，高等動物ではグルタミン酸のNMDAレセプターが注目を集めている。高等動物のシナプス促通としてもっともよく研究されているのは，**長期増強**（Long-Term Potentiation）のメカニズムである(17)。高頻度で繰返し海馬の入力線維を電気刺激すると，同じ刺激強度であっても誘発されるシナプス電位の振幅が大きくなる。この現象は比較

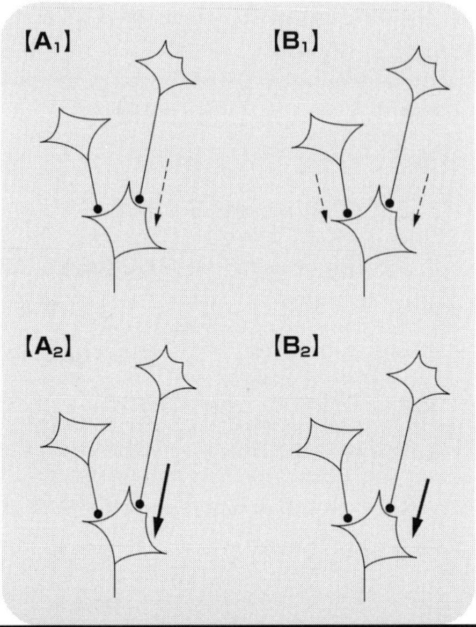

図3-10 同所性シナプス促通（左）と異所性シナプス促通（右）
同じ経路を繰返し使用していると（A_1；点線），その経路のシナプス伝達が促進される（A_2；実線）。2つの経路がある時間関係で使用されていると（B_1；点線），特定の経路の伝達が促進される（B_2；実線）。

的長時間続くために，このような名前がつけられた。

まずグルタミン酸放出によってnon-NMDAレセプターがチャンネルを開き，細胞外のNa^+が流入してくる。このときNMDAレセプターは，チャンネル内部のMg^{2+}が邪魔をして，イオンを通過させることができない。しかし高頻度の刺激が続くと細胞内部は脱分極を起こし，それによってMg^{2+}がNMDAレセプターから排出される。いったんマグネシウムのふたが外れると，NMDAレセプターはCa^{2+}も含めて陽イオンを透過させるようになる[18]。Ca^{2+}が細胞内部に流入すると，カルシウム依存性リン酸化酵素が働いて，細胞内に長期的な変化をもたらすようになる（**図3-11**）。

異所性シナプス促通のメカニズムはまだよくわかってないが，やはりNMDAレセプターが関係していると考えられている。また小脳の運動学習のメカニズムとして，シナプスの促進効果ではなくて長期減弱（Long-Term

Depression）の現象が観察されている。この過程にもグルタミン酸が関係するとされている。

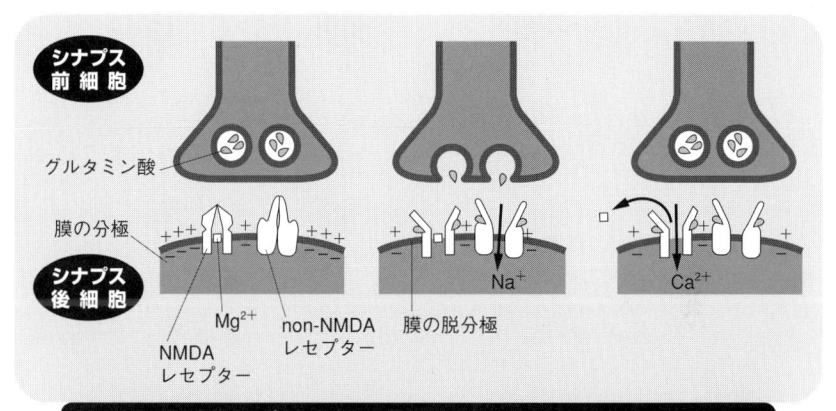

図3-11 NMDAレセプターを介した長期増強のメカニズム（Albers, 1994 [19]）
non-NMDAレセプターにグルタミン酸が結合して、Na^+が大量に流入して脱分極が起こると（中央）、NMDAレセプター中のMg^{2+}が外れてCa^{2+}の流入が起こる（右）。

4 神経情報と神経回路網

　前章までに、ニューロンという中枢神経系の構成要素と、そこに発生する活動電位の性質を紹介してきた。本章では、このニューロンが集まって構成される神経回路網の、基本的な性質について概説する。この神経回路網の構造（ハードウェア）を知ることと、その中で処理される活動電位の時間的空間的パターンの変容（ソフトウェア）を明らかにすることが、脳機能の解明には必須である。

神経情報とは何か
▶ こころの神経回路網仮説

　1章で、こころは脳に存在するという説が、広く受け入れられるようになるまでの過程を簡略に述べた。それでは脳の実質の中にこころの働きが存在しているとすれば、それは脳を構成する細胞の中に、こころが存在するという結論に達するのだろうか。これは一見正しい結論のようにみえる。しかし、性急に「こころ」イコール「脳を構成する物質」とするのは、私たちの認識を誤った方向に導く可能性がある。

　脳の中にナイフを入れて一カ所切断するだけで、知的な機能や意識が損なわれることがあるし、時には生命そのものが危険にさらされることもある。脳を一部切断したとしても、脳を構成している物質そのものには何の変化も増減もないのに、こころは失われてしまうのである。このことから、「こころは脳の実質にある」というよりも、「脳を構成している物質間の相互作用によるダイナミックな活動の中にこころが存在している」とするほうがより

適切であろう。もっと具体的にいえば，「切断されれば失われてしまうようなニューロン間の相互作用がこころである」と考えるほうが，物質そのものがこころであると考えるより合理的であるといえる。

脳の基本的単位はニューロンであり，ニューロン間は中枢神経系の各領域ごとに独特の相互結合をもっている。このニューロンを通じてやり取りされる情報単位が，活動電位であることも前章で学んだ。「ニューロン間の相互作用」とは，活動電位を媒介としてニューロン間でやり取りされる物理的変化，それは神経情報の変換のことである。いいかえるならば，ある特定の脳機能が実現されるのは，神経回路網の中を活動電位が通過する間に，その時間的空間的パターンを特異的に変化させるメカニズムが存在するからである。

電子機器がある特定の機能を実現するためには，トランジスタなどの要素部品が，特定の電子回路として組み立てられていなければならない。つまり特定の機能はトランジスタそのものではなく，機器を構成する電子回路のパターン上に存在するといいかえることができる。脳の機能と神経回路網の関係についても，この概念を当てはめることが可能であろう。ことに中枢神経系の比較的簡単な情報処理，たとえば感覚・知覚のプロセスや運動制御のメカニズムなどは，ある特定の神経回路網によって実現されているという考え方は，現在ではすでに定説となっているといえよう。そのメカニズムは，視覚野などの研究で一部実証されているのである。

この考え方をさらに推し進めると，知性や意識などの高度なこころの働きについても，特定の構造をもった神経回路網上で実現されているとする考え方にいきつくことになるだろう。1章で述べたように，こころのありかについてはまだまだ哲学的論争があるが，神経科学者の大半は上述の考え方を支持している。これを一応「**こころの神経回路網説**」と名づけよう。

神経回路網をハードウェアだとすると，特定の状況下の活動電位の発火パターンは，ソフトウェアに相当することになるだろう。あるニューロンの活動電位の発火パターンは，他のニューロンとは無関係に独立して存在するものではなく，ニューロン相互間の関係の中で形成される。つまりあるニュー

ロンの活動電位のパターンは，ある特定の神経回路網の中で初めて神経情報として意味をもつようになるのである。だとすると，こころの働きを解明するためには，この神経回路網を明らかにすることと，活動電位の発火パターンを調べること，つまりハードウェアとソフトウェアの両者を同時に解明することが必要となるだろう。しかしその一方が欠けると，脳機能の完全な理解は得難いものとなる。

▶ 活動電位が伝える情報量

　前章で述べたように，神経情報の主要な媒体は活動電位であるといえる。感覚器の一部の細胞や無脊椎動物には，活動電位に依存しない情報伝達の方式がある。また厳密にいうと，ギャップ・ジャンクションでの情報伝達も，活動電位を介していない。このような例外は別として，ほとんどの神経回路で軸索を通じて伝達される情報は活動電位である。そこで，神経活動の基本となる活動電位は，どのような性質の情報をもっているのかを吟味してみることにしよう。

　情報伝送の一般的性質として，伝えられるべき情報の内容は多様であろうとも，それを搬送する媒体自体は均一であるほうが望ましい。そのほうが情報伝達のノイズも少なく，システム全体の信頼性が高まるからである。活動電位の振幅やパルス幅は，多少の変動はあるものの，中枢神経系のどの部分でもほぼ一定である。また活動電位が発生しないことには，次のニューロンにシナプス電位を伝えることができない。したがって，1個の活動電位を神経情報の最小単位とみなすことが可能になるのである。

　そこでまず最初に，送信の途中で情報加工が起こらない単純なケースとして，軸索内部の神経情報を考えてみることにしよう。軸索は活動電位を伝えるケーブルであるので，軸索の活動状況をモニターすれば，中枢神経系はどれくらいの情報量を送ることができるのか，ごくおおまかに計算することができる。軸索の基本的状態は，全か無かの法則に従って，活動電位というパルスを発生しているか，静止状態にあるかのどちらかであるので，軸索内部

の情報量はディジタル量に換算することが比較的容易にできる。すなわちある時間の軸索の状態は，ビット単位の情報で表すことができる。興奮性の膜は不応期があるので，単位時間当たりの活動電位の発生頻度にはおのずと上限がある。通常は，その上限が300〜1,000Hzである。つまり1本の軸索は，300〜1,000ビット/秒のパルス情報の伝達を行うことが可能であるということになる。

たとえば，一側の網膜からは100万本の視神経（つまり軸索）が出ており，それが中枢神経系に情報を送っている。視神経が伝送できる最大の情報量は，

$$300 \times 100万 = 300Mビット/秒 ≒ 37Mバイト/秒$$

となる。網膜には独特の**情報圧縮**の方法があるので，網膜内部で前処理された視覚情報は，コンピュータ・ディスプレイに送られる情報量を凌いでいることになる。

まず第1に，網膜は視線の中央部（注視点付近）に重点的にセンサーを配置していることがあげられる。したがって周辺部にはセンサーの数が少なくなり，そこではかなりの手抜きが行われていることになる。それでも支障なく視覚情報処理が行われているので，視覚には均質な情報は必要でないことがわかるのである。つまり見たい所だけを重点的に見る，というのが脳のやり方なのである。第2に，網膜は受ける光量が変化したときにのみ活動電位を発生する。光がついたままあるいは消えたままでは，網膜は情報を送り出さないのである。この手抜き法もDVDなどの技術に利用されている。第3は，光の情報というのは本来3原色（赤・緑・青）と明るさの4種類であるが，網膜から中枢へ送られるときには，2色対比（赤—緑・青—黄）と明るさの3種類の情報に圧縮されている。これも実はアナログTVの電送技術と同じである。

これまでの計算では，単純化のために時間的な変動という要素を切り捨てていた。すべての活動電位は1ミリ秒単位のタイマーに同期して発生するという，離散的な状況下での情報量である。しかしながら本物の神経系では，

詳しくはふれないが，活動電位の到来が1ミリ秒以内の幅で変動しても，シナプスの情報伝達には大きな違いが生じる。つまり情報量の分析のためには，時間解像度を1ミリ秒よりも小さくする必要があるのである。時間をさらに細かく量子化すれば，結果として活動電位が搬送し得る情報量はさらに多くなることがわかるだろう。

▶ 神経情報とポピュレーション・コーディング

以上の計算は，転送できる情報量の上限を表しているだけで，実際にどのような情報が軸索を通じて送られているかについてはふれていない。今度は情報の符号化（コーディング）の方式について述べてみたい。何種類ものパルス情報のコード化が，脳内で併用されている。そのうちのいくつかは，実際の通信技術でも使用されている方法である。

チャンネル・コーディング：1番目にあげられるのは，ニューロンはそれぞれが特異的な情報を送っているという事実ある。これをチャンネル・コーディング（channel codingあるいはline coding）とよんでいる。視神経は視覚情報を，聴神経は聴覚情報を伝えているのは，それぞれが固有の感覚受容器から活動電位を発し，それぞれ特定の領域に情報を運んでいるからである。これを**感覚様式**（sensory modality）とよんでいる。しかし同じ感覚様式の中にもさらに感覚受容器ごとに細区別があり，たとえば視神経のあるものは色に関係しているし，別のものは明暗に関係していて，それぞれ別の情報を伝えているのである。また皮膚下の神経を一本一本電気刺激していくと，ときには特別な触感覚が生じたり，あるときは痛みが生じたり温感覚が生じたりする。これは，それぞれのニューロンが各々固有の情報を生成し，搬送しているために起こる現象である。

フリークエンシー・コーディング：2番目にあげなければならないものは，単位時間当たりに発生する活動電位の頻度が，情報を担っているという考え方である。このような情報の搬送法はフリークエンシー・コーディング（frequency codinig）とよばれている。皮膚の感覚受容器の中には，刺激の

強さと活動電位の発火頻度の間に相関が認められるものがある。図4-1左に示すように、皮膚に加える刺激が強いほど、活動電位の発生頻度がそれにほぼ比例して高くなるのである[1]。ところが刺激があまりにも弱いと、活動電位が発生しないことがある。このような活動電位の発生しない閾値下の刺激では、感覚がまったく生じない。それとは逆に、刺激がある程度以上の強さになると、それ以上活動電位の発火頻度が上昇しなくなるという性質ももっている。この上限は興奮性膜の一般的性質と、感覚受容器固有の性質とにより決定されている。

このようなフリークエンシー・コーディングによる神経情報の符号化の方式は、感覚系の過程だけではなく、筋活動の制御過程でもみられる。図4-1右に示すように、発生する筋張力の大きさと、それを制御している脊髄運動ニューロンの発火頻度との間には、大まかな比例関係が存在している[2]。ここでは発火頻度が頭打ちになる傾向（飽和）が、明らかにみてとれる。1つの筋肉全体では、数十mgのオーダーから数十kgのオーダーまで、10の6乗の範囲まで張力をコントロールすることができる。しかしこの図でも明らかなように、個々の運動ニューロンが発火頻度を変えて筋出力を調整することができるのは、せいぜい10の2乗か3乗のオーダーでしかない。この個々の

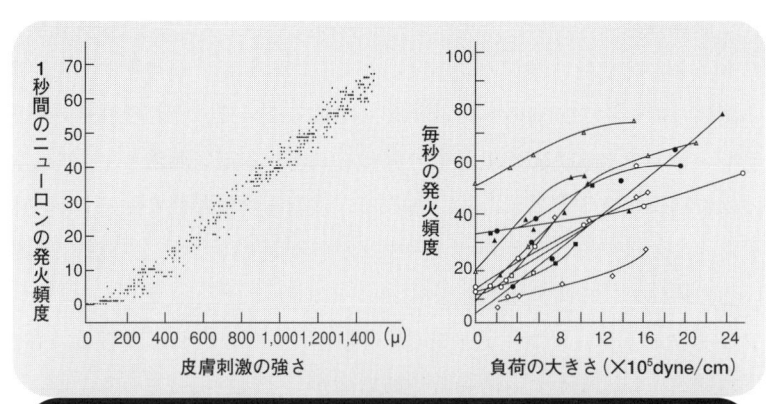

図4-1　左：皮膚刺激と感覚受容器の発火頻度の相関（Mountcastle, 1980[1]）
　　　　右：脊髄運動ニューロンの発火頻度と発揮される力との関係
　　　　（Cheney & Fetz, 1980[2]）

ニューロンの限界を，神経系は全体としてどのように克服しているのであろうか．

ポピュレーション・コーディング：1つの筋肉を支配している運動ニューロンの数は，筋肉の大きさによらずほぼ一定で，数百程度であるといわれている．あるタイプの運動ニューロンは軽い収縮のときに活動を始めるが，別のタイプの運動ニューロンはある程度以上の重い負荷がかかったときに初めて活動を開始する．つまり筋収縮が強くなれば，それに関与する運動ニューロンの数も増大していくのである [3]．この場合には，筋全体の収縮の強さは，個々の運動ニューロンの発火頻度だけではなく，活動電位を発生している運動ニューロンの数にも依存することになる．このような，ニューロン集団が全体として情報を表現するという方法を，ポピュレーション・コーディング（population codingあるいはgroup coding）とよんでいる．

このポピュレーション・コーディングは，脊髄運動ニューロンに特有のものではない．むしろこのやり方が，中枢神経系の情報コードとして普遍的なのである．たとえば大脳皮質の運動野とよばれる領域は，脊髄の運動ニューロンにシナプス結合しており，運動の方向とその大きさをコードしていると考えられている．サルの運動野から単一ニューロン活動を記録すると，手の運動方向によって活動電位の発火頻度が変化することが観察されている（図4-2左）[4]．各々の運動野の出力ニューロンは，ある特定の方向に手を動かすときにもっとも頻繁に活動電位を発生する性質（方向選択性）をもっているが，1個のニューロンだけが活動したとしても特定の運動は生じない．運動野の手を支配する領域にあるニューロン集団の総活動量が，手の運動方向を決定することになるのである（図4-2右）[5]．

感覚系でも同様で，ニューロン集団の活動が受容すべき感覚の質と量とを決定しているのである．より複雑で正確な感覚情報を得るためには，感覚受容器の総合的な活動パターンが必要になる．感覚生理学の研究では，ポピュレーション・コーディングによる情報量が，与える刺激量の対数値に従って，生じる感覚の大きさが変化するという，感覚心理学のウェーバー・フェヒナ

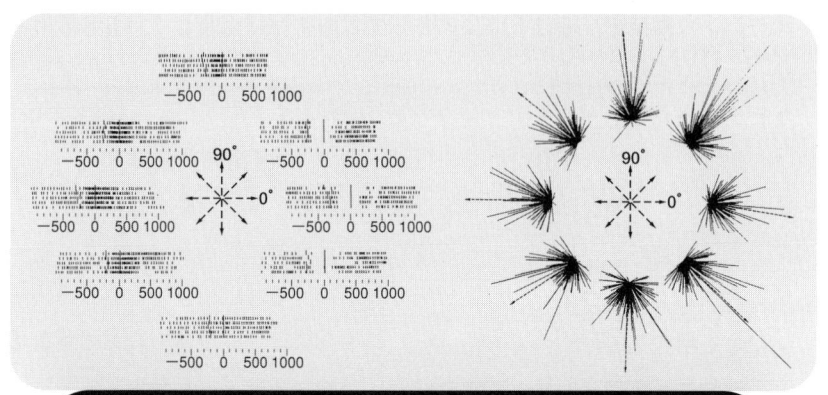

図4-2 左：運動方向によって活動パターンの変化するニューロン
（Georgopoulos et al., 1982 [4]）
右：特定方向への運動は，運動野のすべてのニューロンの方向ベクトルを合算することで決定される（Georgopoulos et al., 1988 [5]）

ーの法則とうまく対応するといわれている。

インターバル・コーディング：この他にも，活動電位が情報を送る方式はいくつか考えられる。神経情報は，単位時間当たりの発火頻度そのものではなくて，活動電位と活動電位の間のインターバルが重要だとする説もある。活動電位が発生するインターバルが短いと，**図4-3**上段に示すようにシナプス電位の加重が起こり，単発の活動電位の場合よりもシナプス後ニューロンの膜電位が閾値を越える可能性が高くなるだろう。これはシナプス電位の時間加重とよばれる現象である。この時間加重は，単なるシナプス電位の線形加算値よりも大きくなることが，多くのニューロンで観察されている。つまり，短期間に続いて発生した活動電位によって，シナプス後ニューロンの活動電位の出現確率が計算値を上回ることになるのである。これをシナプス電位の**時間促通**とよぶ。

このシナプス電位の時間促通効果は，シナプス伝達のプロセスが複雑であることを反映している。前章で述べたように，NMDA型のグルタミン酸受容体は，最初の放出でグルタミン酸を受容してから，しばらくの間チャンネルの状態を変化させている。この期間に次の伝達物質の放出が行われると，

この2回目のシナプス電位の振幅に変化が生じ，シナプス伝達の効率が変動することになる。このプロセスが，学習や記憶に関係するシナプス機構の一つであろうと考えられているのである。この学習が成立するかしないかは，活動電位間のインターバルに大きく影響されるのである。

単位時間当たり一定の頻度で活動電位が生じているといっても，図4-3下段のa～cに示すように，必ずしもその活動パターンは同じではない。cのように一定の周期で急激に発火頻度の上昇（群発）が起こることも，実際のニューロンでしばしば観察されている。この群発現象は，活動電位を確実に次のニューロンに伝えるために有効な手段の一つであろう。

インターバル・コーディング（interval coding）とフリークエンシー・コーディングは別物であるような印象を与えたかもしれないが，インターバル・コーディングというのは，実はフリークエンシー・コーディングのダイナミクス（時間的変動）である。これは通信技術としては周波数変調（Frequency Modulation）という方式であり，つまりはFM放送の原理でもある。このダイナミクスは，もちろん活動電位の発火頻度の時間的変化とい

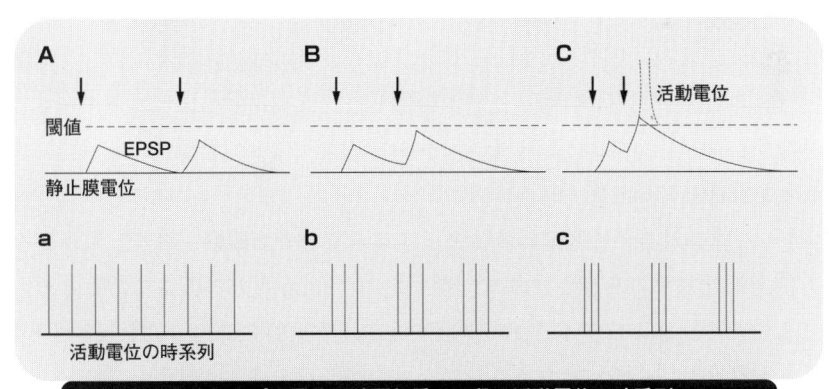

図4-3　上段：シナプス電位の時間加重，下段：活動電位の時系列
上段：(A) シナプス電位が十分な時間をおいて到着する場合。
　　　(B) EPSPが減衰する前に次のEPSPが到着する場合。
　　　(C) EPSP発生直後に次のEPSPが到着する場合には，膜電位が閾値を越えて活動電位が発生する。
下段：cのようなバースト（群発）状の活動は多くのニューロンにみられる。

う情報をもたらす。それと同時に，どのように変動しているのかということ自体が，別の情報を搬送していることになるのである。

▶ コラム構造とスパース・コーディング

2章でふれたように，大脳皮質には水平方向の層構造とともに，垂直方向のコラム構造があることが知られている。同一コラム内部のニューロンは，ほぼ同じような活動様式をもっていることが明らかにされている。つまりコラムは，ニューロン集団の一単位として機能していると考えることができよう。体性感覚野の同一コラムに属するニューロンは，同じ受容野もち，同じ刺激に対して応答する[6]。また第1次視覚野では，同じ方位を向いている線分刺激に応答する**方位選択性コラム**や，左右どちらかの視覚情報をより強く受けている**眼球優位性コラム**が見つかっており，これらが整然と配列されて**ハイパーコラム**を形成している[7, 8]。

同様の機能コラムは，運動野にも存在する。同じコラム内のニューロンは，同じような身体領域から体性感覚を受け取っており，運動の方向に対しても似た反応をしている。側頭連合野のTE野では，同じ図形に反応するニューロンがコラム内に集まっており，連合野でもコラム構造が機能単位として働いていることが明らかになった。このことは，大脳皮質のほとんどすべての神経回路網が，コラムというモジュールを基本に階層的な構造をもっていることを意味している。

1つのコラムのサイズは領域によってまちまちであるが，もっとも小さな方位選択性コラムを別とすれば，だいたい0.5mm四方の広さであると考えてよいだろう。このサイズから推定すると，サルのTE野には数百程度のコラムが存在していて，それぞれが異なった図形パターンと対応していることになる[9]。同様に，顔ニューロンが存在する上側頭回領域（STS野）[10, 11]にも，数百のコラムが存在することになる。しかし私たちの周囲には，たった数百程度の図形パターンしかないのだろうか。STS野が自然刺激に応答するとすれば，脳が応答できる自然界の対象物はたった数百しかないことになる。

この問題点を解決する糸口は，STS野のニューロンが，最初に考えられていたほどには刺激に対する特異性が高くなかったことにあった。顔に応答するニューロンが，実は手や他のものにも応答している例がたくさん見つかったのである。ここから，ポピュレーション・コーディングの考え方をさらに拡張した概念が提案された。1つのコラムは確かに一種の機能集団ではあるが，1つの情報を独占的に表現する単位ではない。複数のコラムによる特定の集合パターンが，1つの情報を担っていると考えるのである。したがって，認知や運動に関するどんな機能を再現する場合でも，特定の1カ所に焦点を作るのではなく，(ある程度局在はしているものの) 広い領域に特定のパターンをもって分布しているのである。このような情報のコードの仕方をスパース・コーディング（sparse coding）とよんでいる。

　これらの考え方をまとめたのが図4-4である。Aは一ニューロン一機能説を表し，Bは一コラム一機能説を表している。それぞれ特定の機能に対して，一ニューロンないしは一コラムが活動している。Cはポピュレーション・コーディングを表しており，1つの機能はその集団の活動の総和として発現する。Dがスパース・コーディングの考え方で，特定の機能には特定のコラム集団の活動パターンが対応している。時には同じコラムが重複して活動する

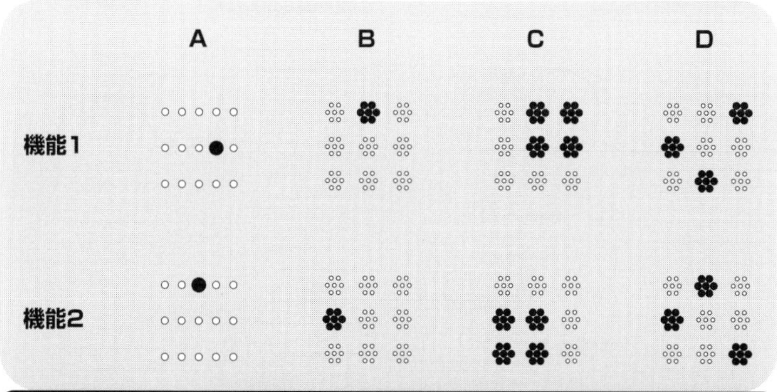

図4-4　2つの機能（1，2）を再現するニューロン活動
A：一ニューロン一機能説，B：一コラム一機能説，C：集団コード説，D：分散コード説。黒丸は活動中のニューロンを表している。

こともあるが，その組合せが異なっている．このような符号化を行うと，コラムの数（N）が限られていても，対応できるパターン数（2^N：2のN乗）はほぼ無限大であると考えてよいことになる．

▶ 同期化と脱同期化現象

今までの話は，単一のニューロンから別のニューロンへ（あるいは1つのコラムから別のコラムへ）と伝わる情報の問題を扱ってきた．しかし複数の伝達経路が存在すると，そこに存在する情報も質的に違ったものになる可能性がある．複数のニューロンが1つのニューロンに投射している場合に，活動電位がそれぞれ別々に到着するか，あるいは同時に到着するかによっても，情報の伝達に影響が現れる．

図4-5に示すように，3つのニューロンがそれぞれ同一の発火頻度で活動電位を発生しているとき，ターゲットとなるニューロンに対する影響を調べてみよう．3つのニューロンの活動電位がすべて**同期**（synchronized）している場合（**A**）には，同じリズムをもった活動電位がターゲットニューロンに発生する．同期して入力されたシナプス電位は，**空間促通**現象によって膜

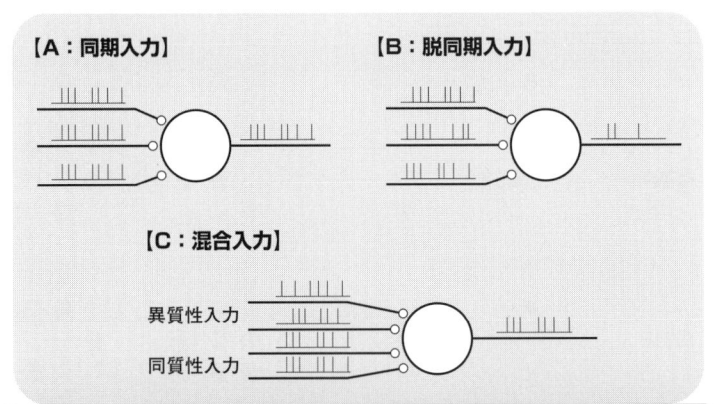

図4-5 同期した入力（A）と非同期性の入力（B），同期したものと同期しないものが混合して入力された場合（C）
同期した入力パターンだけ優先的に出力される可能性がある．

電位を閾値以上に脱分極させ，活動電位を発生させるからである。

一方，単位時間当たりにして同一の発火頻度をもった活動電位でも，**脱同期**（de-synchronization）といって**B**のようにバラバラに入力されれば，シナプス電位がそれぞれ別のタイミングで発生するために，膜電位の脱分極が同期状態のときに比べて大きくならず，ターゲット・ニューロンの活動電位がまったく発生しないこともあれば，ランダムにしか発生しない場合もある。同じ質の活動電位が到着しても，それらの間の時間関係が，その後の活動電位のパターンを左右することになる。

もしも活動電位の時間関係が，何らかのメカニズムによってコントロールされているとしたら，この同期現象自体が神経情報を担っていることになるだろう。この活動電位のタイミングがうまくとれれば，同質の情報だけを一挙に伝えることも可能である。後述する感覚情報の統合に関する**結合問題**（binding problem）も，この同期現象で解決すると考える研究者も多い[12]。**図4-5**の**C**では，このような同期した活動電位の時系列と，脱同期した時系列が組み合わさってターゲット・ニューロンに入力しているが，主に出力される情報は同期した信号だけである。同じ由来をもつ活動電位は同期している可能性が高く，ゆえにこれらの入力が収束している神経回路網では，同じ由来の情報のみが次の処理段階に進んでいくことになる。

いずれにしてもこれまでの話では，軸索の情報伝導は互いに影響を及ぼすことがないと仮定してきた。しかし個々の軸索が，互いに完全に独立した回線であるという保証は，現在のところ得られていない。物理学では引き込み現象という，まったく異なるリズムをもつ振動子が，いったん動き始めると同期してくるという現象が知られている。ある回線（軸索）が使用されることによって，他の回線の性能・特性に影響を与えている可能性も，今後考慮する必要が生じるかもしれない。

▶ **シナプスの情報調節機構**

軸索を伝わる情報は，活動電位があるかないかという，二者択一のディジ

タル的であったのに対して，シナプスで受け渡しされる情報は，よりアナログ的である．まず放出される伝達物質の違いによって，シナプス後ニューロンに発生するシナプス電位は，大きさも時間経過も異なっている．また同じ伝達物質でも受容体が異なれば，ニューロンに起こる反応はまったく変わってしまう．さらに同じ伝達物質が同じ受容体に作用したとしても，放出される伝達物質の量が微妙に異なっている．いくら放出量がシナプス小胞の数によって量子化されていようとも，ある程度のゆらぎは存在するので，送られる情報量はアナログ的に変化してしまうことになる[13]．

　受容体の中には，直後に効果が現れる速攻性のタイプと，受容後だいぶ時間がたってから効果が出てくる遅効性のタイプがあることは前章で述べた．この両者間では，受け渡される情報も質的に異なったものになると考えられる．他の伝達物質と組み合わせて放出される神経ペプチドなどの神経修飾物質の場合は，その作用がさらに複雑になる．

　1つのニューロンには数百から数万のシナプスを通じて信号が送られてくるが，シナプス後ニューロンに対する影響は，これらの伝達物質のカクテルの組成によって微妙に変化することになる．どの伝達物質がどんなタイミングで，他の伝達物質とどう組み合わせて放出されるかによっても，ニューロンが受ける影響はまったく異なるであろう．

　またそれぞれのシナプスの強度も，状態によってまちまちである．そのシナプスがニューロンのどこに位置しているかも，情報の伝達に大きな影響を与えるだろう．細胞体に近いシナプスは，シナプス電位の減衰もさほど大きくないだろうし，樹状突起のはるか先端のシナプスは，低い伝達効率をもつにとどまっているだろう．シナプスを受けるニューロンのとげ部分（spine）の形態も，伝達効率に大きな影響を与えるとされている．シナプスの形成される位置もその形態も学習に伴って変化するから，情報の伝達特性はそのときも大きく変動することになるだろう．

　前章でふれたが，大脳皮質の抑制性ニューロンの中には，錐体細胞でもっとも興奮性の高い軸索丘（axon hillock）付近に，シナプス結合をもってい

るものもある。この部分に抑制性シナプス電位が発生すると，どんなに強力な興奮性シナプス入力があろうとも，このニューロンは活動電位を発成することができない。抑制性ニューロンには，大脳皮質の主な出力細胞である錐体細胞に対して，このような強力な拒否権を発動するものがある。このように軸索からやってくる信号に対し，シナプスで行われる情報伝達はかなり複雑なプロセスであり，この部分で微妙な情報の統合と調整が行われているといえよう。

▶ 非神経性情報

　神経情報の伝達特性あるいは情報の質そのものを変化させてしまう要因は，何も神経系の内部だけに存在しているとは限らない。身体の機能を調節している自律神経系は，間脳の視床下部によって支配を受けているが，逆に末梢の自律神経系の作用によって，視床下部の機能とされる本能行動や情動・意識に変化がもたらされる場合もある。また視床下部は，ホルモン調節の最高中枢でもある。視床下部から脳下垂体に送られる信号が，下垂体調節ホルモンの分泌を促進する。これらの内部調節因子が，さまざまな受容体を介して脳の機能に影響を与えていることも，よく知られた事実である。

　さまざまな環境変化は，感覚受容器を通じての神経情報とは別に，脳の情報処理過程に変化をもたらしている可能性も否定できないだろう。たとえば，環境温度が上昇した場合，皮膚の温度受容器や視床下部の温度受容ニューロンによる情報認識とは別に，一般的な温度上昇に伴う化学反応の加速によって，ニューロンあるいはシナプスの作用が変化することも十分に考えられる。変温動物の場合はとくに，環境温度の低下により脳の温度低下が起こり，中枢神経系が麻酔された状態と等しくなることもある。

　血液脳関門を通過する薬物は，脳機能全般に影響を与える。アルコールのようにニューロン全般に作用するものや，麻薬のように特定の伝達物質の系だけに作用するものがある。また摂取する栄養物のバランスなどによっても，血液脳関門を通過する化学物質の組成が変化する。これらの微妙な割合の変

化によって，個々のニューロンに与える影響は小さいかもしれないが，精神機能の変貌などシステム全体にとっては重大な変調をもたらす可能性も存在する。

神経回路網の基本的構造

　神経回路網の中を活動電位が通過することが，脳の情報処理のプロセスである。テレビやコンピュータのような電子機器がその機能をうまく発揮するかどうかは，電子回路がいかに巧みに設計されているかに依存している。それと同様に，脳の機能も神経回路網の構造に大きく依存しているに違いない。一見無秩序としか思えない神経回路網にも，一定のパターンが維持されていることがわかってきた。神経回路の結合の仕方には，ある程度遺伝情報に従った一定の規則が潜んでいると考えられている。そしてまたこの神経回路網は，時々刻々と変化する環境に適応する能力をもっている。一千億にもなるニューロン結合の全貌が，一挙に見通せないのは仕方がないにしても，回路網の解明に向けて少しでもその手がかりを提供しよう。

▶ 収束と発散

　中枢神経系のニューロンは，1つのニューロンだけから入力を受けるということはきわめてまれで，通常は多数のニューロンからシナプス入力を受けている。大脳皮質の代表的なニューロンである錐体細胞には，数千個のシナプスがあるといわれている。極端な例では，小脳のプルキンエ細胞のように，10万個のニューロンから入力を受けているものも存在する。このような結合の仕方を**収束**という（**図4-6A**）。前述のロールのコンパートメント・モデルによると，シナプスが形成される樹状突起上の位置によって，シナプス電位の大きさも時間経過もまちまちであり，ニューロンの出力は，それらの単純な線形加算によって決まるわけではない。次章で紹介するニューラルネットのモデルでも，この辺りの事情は相当に簡略化されている。

　また軸索は枝分かれして，多くの標的ニューロンにシナプス結合をもって

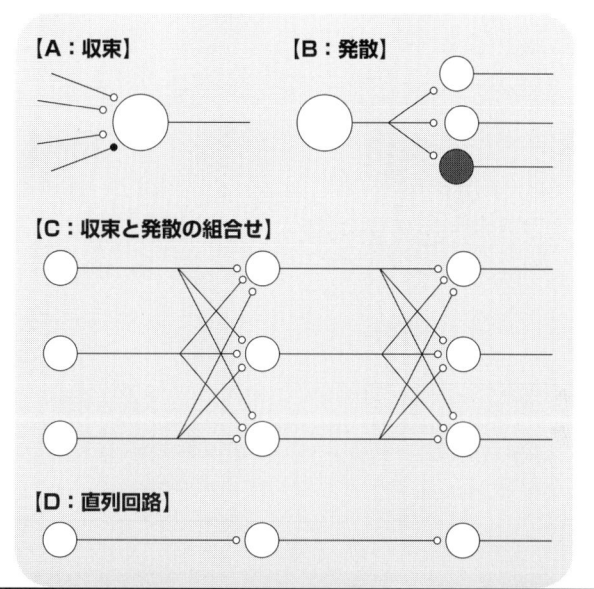

図4-6 収束（A）と発散（B）の神経回路図，実際の中枢神経系ではこの両者が組み合わされている（C），Dは直列回路を表す
白丸は興奮性ニューロン，黒丸は抑制性ニューロンを表している。

いる。これを**発散**とよび，簡略図ではBのように表す。この軸索末端の枝分かれは広い範囲に影響を及ぼすことができる。大脳皮質内（たとえば視覚野など）では，**図4-7**のように，軸索末端の枝分かれがある間隔をおいてかたまっている場合が多い[14]。この1つのクラスターは，1つのコラムの幅に相当すると考えられている。大脳皮質から運動指令を出している錐体路細胞は，脊髄内で次々と分枝を繰り返している[15]。ここでも単に乱雑に分枝しているわけではなくて，一定の規則に則って発散回路が形成されているのである。

▶ 並列回路と冗長性

この収束と発散は別々に起こるものではなく，ニューロン相互間に普遍的にみられるものである（**図4-6C**）。この図では，各段階に3個ずつのニューロンしか表示していないが，実際の神経系ではこれが何百・何千のオーダー

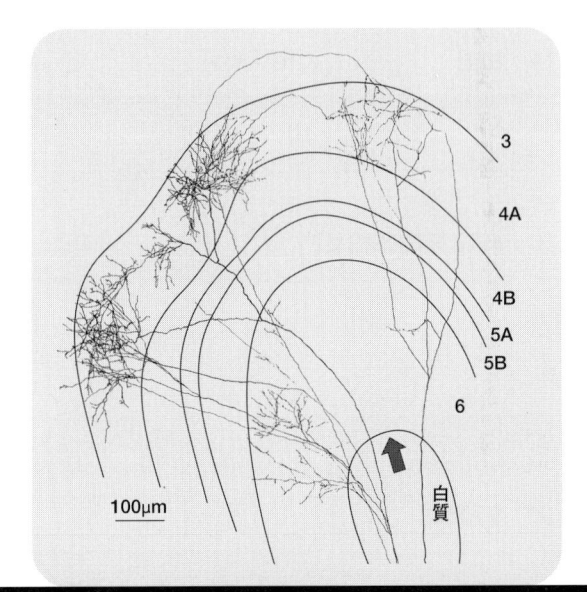

図4-7 外側膝状体ニューロンの第1次視覚野内部での分枝
大脳皮質に入る直前で，一本の軸索はすでに分枝し始めている。

で並列に結合されていると考えてよい。しかし，ニューロンは無秩序に収束入力を受け，無秩序に発散を繰り返しているわけではない。あるニューロンが前段の特定の領域から入力を受けて，次段の特定の領域を中心に出力を出しているとすると，その近くに存在するニューロンも，ほとんど同じ領域から入力を受け，同じ様な領域に出力をしているという。このような結合の仕方を，トポグラフィック（topographic）な投射様式という。

　左側のニューロン・グループで処理された情報は，ほぼ同時に中ほどのニューロン・グループに送られる。そこで処理された情報は，また右側のグループに送られることになる。つまりほぼ同質の情報が，何千というニューロンを介して，次々と送られることになっているのである。このような回路を**並列回路**とよび，このような情報処理の仕方を**並列処理**（parallel processing）とよぶ。この並列回路と並列型情報処理は，中枢神経系の普遍的な特徴である。

このような並列回路は，Dに表されている**直列回路**とどう違うのだろうか。直列型の回路では，1つの仕事は1個のニューロンで処理される。そして次のニューロンに情報が送られる。先ほどと同等の仕事が，実に効率よく行われているのである。しかしながら，もしもこの回路の中で，どれかのニューロンあるいは回線部分が1カ所でも故障したとしたら，この回路全体がただちに機能を失ってしまうことになる。一方の並列回路の場合には，どこかのニューロン（複数でもかまわない）が故障したとしても，神経情報は別の回路を迂回して次のステップに送られるので，全体として失われる機能はほとんどないに等しい。

　ニューロン本体やその一部である軸索は，生物の宿命でいつ何時その機能を失うかもしれない。1つの要素に1つの機能を割り当てている直列回路では，この要素の機能停止は回路全体に致命的なダメージを与えるのである。各々のニューロンに大した機能を割り当てられていない並列回路の場合は，（同時にかつ大量に発生しないかぎり）ニューロンの死が回路全体に致命傷をもたらすことはない。これは，並列回路には**冗長性**（redundancy）が備わっているためである。

　「並列回路の特徴は冗長性である」といっても，それは来るべきニューロン死に備える保険機能としてのみ，中枢神経系が並列回路を採用しているわけではない。下記にあるように，並列回路には直列回路にはない長所が備わっているのである。

　　　多量のデータを同時処理することができる。
　　　回路を構成するための論理的制約がない（または少ない）。
　　　情報処理が柔軟である。
　　　自分自身の回路を比較的簡単に変えることができる。
　　　多数の情報を記憶・再生できる。

　「冗長性がある」といっても，各々のニューロンは軽い役割しか担っていないという意味ではない。各段1,000個のニューロンが並列回路を構成しているとすると，この回路内の1つのニューロンが，直列回路のニューロンの

1,000分の1の機能しか果たしていない，と考えるのは大きな誤解である．後述するように，1つの並列神経回路網は，複数個の情報を蓄えたりすることができるので，それぞれのニューロンは複数の機能をもっていることになるのである．すなわち直列回路の場合には，1個の素子は1つの機能だけを担っている（**一素子一機能**）のに対して，並列回路では，複数のニューロンが多くの機能を分担している（**多素子多機能**）といえよう．次節でこれらの特徴を詳しく解説することにしよう．

▶ **広域投射系**

1本の軸索の行き着く先端部分つまり軸索末端部は，基本的に1つの領域内に収まることが多い．ターゲットとなるニューロンの数も，数百から数千個程度であると見積もられている．しかしニューロンの中には，非常に多くの分枝をして広範な領域に投射しているものがある．たとえば中脳のマイネルト基底核に存在するアセチルコリン作動性ニューロン（アセチルコリンを伝達物質として放出するニューロン）は，海馬や大脳皮質のほぼ全域に投射している．この核に存在するニューロンの数はそれほど多くないから，1つのニューロンが広範な皮質領域をカバーしていることになる．

この**広域投射系**（diffuse projection system）の回路も発散型の神経回路の一種ではあるが，その際立った解剖学的特徴のために，機能的にも通常の情報処理機構とは異なったものがあると推定されるのである．このマイネルト基底核のニューロンの数が減少すると，アルツハイマー痴呆症が起こることが知られている．このことからも，大脳皮質におけるアセチルコリンの役割と，広域投射系の重要性が理解できるだろう．

大脳皮質に対する同様の広域投射が，中脳から橋にかけて存在する青斑核のノルアドレナリン作動性ニューロン，中脳腹側被蓋野のドーパミン作動性ニューロン，中脳・橋・延髄にまたがって存在する縫線核のセロトニン作動性ニューロンについても観察されている．広域投射系で使われているこれらの物質は，グルタミン酸やGABAのような即効性の伝達物質ではなく，効き

目は緩やかだが持続性のある神経修飾物質であることも共通している。

いったんこれらの核のどこかで活動が起こると，大脳皮質の広範な領域で特定の神経修飾物質の放出が行われ，ほぼ同時に神経回路網のグローバルな特性変化が生じることになる。これらの特定の神経修飾物質を介した広域投射系は，睡眠・覚醒のリズムや意識・注意・学習のメカニズムに関与していると考えられいる。

▶ 抑制性回路の重要性

基本的な神経回路網は，収束と発散の組合せで構成されている。しかし**図4-8A**でも明らかなように，興奮性の収束と発散だけで成り立っている回路では，1カ所に与えられた情報が，段階を追うごとに次々と際限もなく広がって，やがて全部の回路網が同じ活動をしてしまうことになる。いくら神経回路網には冗長性が必要だといっても，情報そのものが途方もなく拡散してしまっては，ニューロン活動の均質化が起こり，領域独自の細かな処理がで

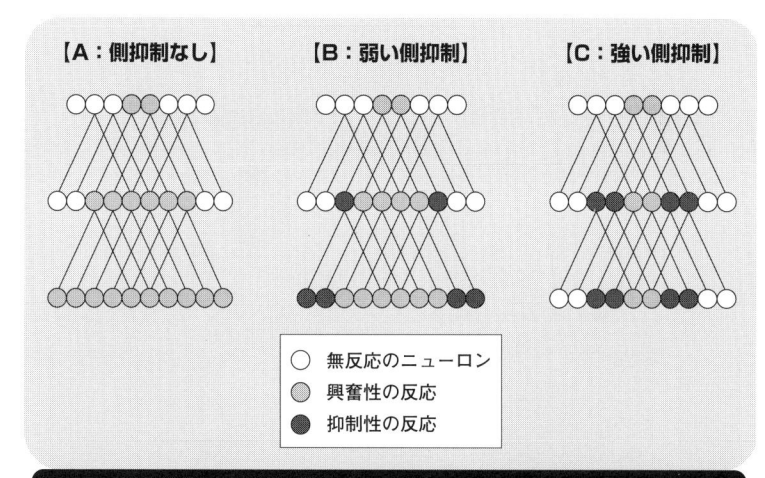

図4-8 側抑制をもつ神経回路網
活動電位が上段に発生すると，中段・下段へと伝わっていく。側抑制がないと興奮するニューロンは全域に広がるが（A），側抑制があると興奮は限局された領域にのみ止まっている（B）。側抑制が強いほど絞込みの作用も強くなる（C）。

きなくなる恐れがある。

　このような情報の拡散を防ぐ機構が，実は神経系には備わっているのである。その一つが**側抑制**（lateral inhibition）とよばれる抑制性シナプス結合である。側抑制のもっとも基本的な回路とは，**図4-9A**に示すように，隣り合うニューロンが，互いに抑制性ニューロンを介してシナプス結合をしているというものである。互いが相手の情報伝達をじゃましているという回路が，何の役に立つのか不思議な気がするが，この側抑制の基本的概念は工学的にも応用価値の高いものなのである。

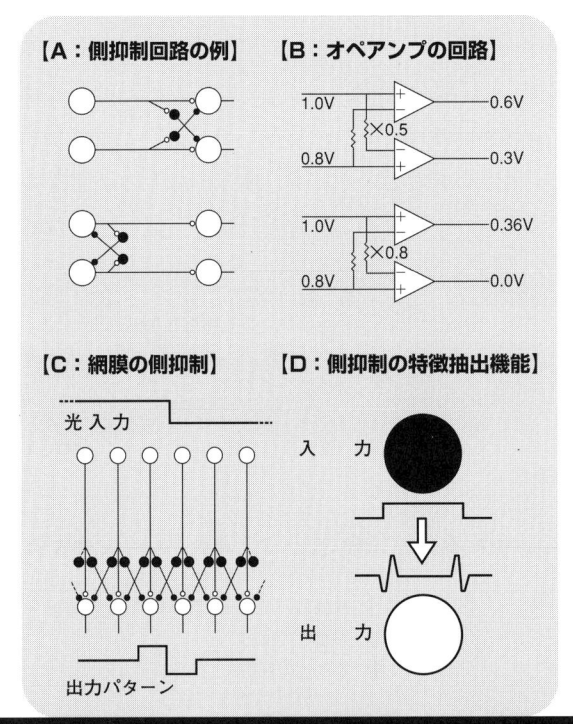

図4-9　側抑制をもつ神経回路の働き

A：側抑制回路の例。B：オペアンプによる差分動作原理。マイナス入力の値をうまく調節すると，片方の出力を0にすることができる。C：側抑制をもつ疑似網膜回路。白丸は興奮性ニューロン，黒丸は抑制性ニューロン。D：巨視的な網膜神経回路の特徴抽出過程。

側抑制の仕組みを理解するために，アナログの回路を使って説明を試みよう。**図4-9B**のようなアンプ回路があったとする。このアンプは，2つの入力電圧間の差を出力するアンプだと考えていただきたい。今アンプAのプラス側に1.0V，アンプBのプラス側に0.8Vの入力電圧があったとする。そしてアンプAからアンプBのマイナス側へ（アンプBからアンプAのマイナス側へも），入力値の半分の電圧が送られる。この差分アンプAの出力は1.0 − 0.4 = 0.6V，アンプBの出力は0.8 − 0.5 = 0.3Vという値になる。

　どちらの出力も入力時より小さな電圧になってしまったが，入力時の信号の違い（5：4）に比べると，出力電圧の違いは2：1にもなっている。この側抑制回路を通過することによって，信号の違いがより強調されるような出力が得られたわけである。今仮に抑制入力を0.8倍に設定すると，アンプAの出力は1.0 − 0.64 = 0.36V，アンプBの出力は0.8 − 0.8 = 0.0Vとなり，小さなほうの入力情報は完全にシャットアウトされてしまっている。

　今**図4-9C**のような側抑制をもつ神経回路網に，入力が送られてきたとしよう。左側に興奮性の入力があり，右側には入力がないという，ステップ型のパターンが入力された例である。一列に並んだ網膜細胞に明暗の光があたっていると考えれば，多少は理解しやすいだろう。出力の様子をみてみると，左側では入力を受けて興奮性の出力が出るが，お互いに抑制がかかるので，出力は最大にはならない。右側には入力がなかったために，出力もない状態である。中央部の左側では，右からくる抑制がないために，その左側よりやや高い出力が出される。逆に中央部の右側では，左からくる抑制のために，より抑制された出力が出される。全体をみてみると，ステップ型の素直な入力が，その境界付近で変形を受けて出力されている。この変形は，境界をより強調したものになっている。入力信号に勾配があると，この働きがもっとよく理解できるだろう。ニューロン素子数をさらに増やして連続関数に近づけると，境界部分では空間微分が行われていることが明らかになる。

　図4-9Dは実際に網膜で行われている画像処理である。実際には2次元平面上に網膜細胞は配列されている。網膜中央部に上図のような丸いスポット

光の入力があった場合，中央部では興奮性入力があるにもかかわらず，側抑制が強いために出力がほとんど出ない。周辺部では，入力がないために当然出力もない。境界付近では，先ほどと同じく内側で興奮，外側で抑制性の出力が出る。その結果空間微分処理によって，このスポットの円周にあたある境界領域の情報のみが，網膜情報として出力されることになる。つまりこの側抑制の回路網は，与えられたあいまいな画像のコントラストを高め，均一な部分の情報を切り捨てる働きをしている。これは一種の特徴抽出機能（feature extraction）である。それと同時に，送る情報量の節約にもなっている。

図4-8に戻ろう。こちらは収束と発散の回路に加えて，図には示されていないが側抑制回路が組み込まれている。この側抑制が弱い場合（B）でも，最終的に興奮性の情報が到達する領域は，Aと比較すればかなり限極されているといえよう。適当な抑制が行われている場合（C）には，興奮性領域は入力時と同じ広さを保っていることがわかる。側抑制が強すぎる場合には，興奮性の情報が最終段にまで到達できないような状況が生じることもある。つまり側抑制の神経回路は，神経情報の拡散を防ぎ，それを絞り込むのに役立っているのである。

それではなぜ広範な発散と収束の回路に側抑制の回路を増設してまでも，この絞込みをしなければならないのだろうか。いいかえるならば，初めからこのような情報の拡散の少ない回路にしておけば，問題は生じなかかったのではなかろうか。もちろん，生物としてできあがっているものに後から理由をつけるのは，意味のないことかもしれない。図4-10に，発散の多い神経回路網と少ない回路網を，比較しながら示してある。どちらも適当な側抑制回路をつけ加えれば，十分な絞込みができて，同じ情報伝達の機能を果たすことができる。

この経路の途中に，けがまたは病変によって機能が欠落した小部分ができたとしても，その後の情報伝達に大きな影響は生じない。しかしこの機能欠落部分が無視できないほど大きな場合には，発散の小さい回路網ではその後

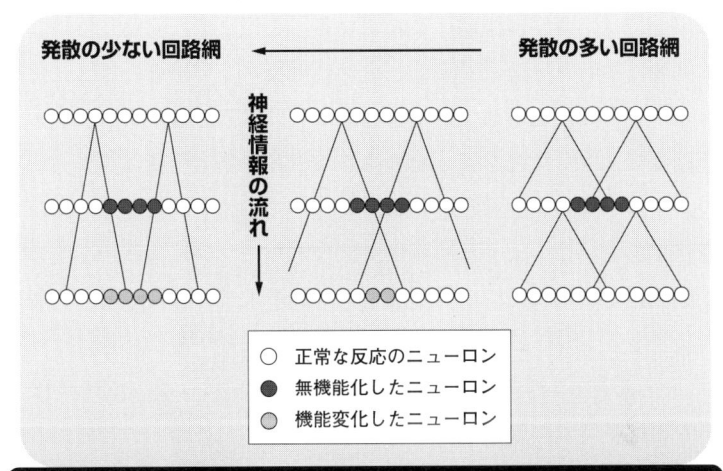

図4-10 発散の少ない神経回路網（左）と多い神経回路網（右）

発散の少ない神経回路網（左）のニューロンに損傷があると，次の段階のニューロンが影響を受けるが，発散が多いとほとんど影響を受けない（右）。

凡例：
- ○ 正常な反応のニューロン
- ● 無機能化したニューロン
- ◐ 機能変化したニューロン

の情報の欠損する領域が生じることになる。このような状態では，中枢神経系にどんな柔軟性があったとしても，機能の回復する見込みはない。しかし発散が十分多い場合には，このような致命的欠陥が生じる可能性は低くなるだろう。可塑的でかつダイナミックな神経回路網の再編のためには，このような回路様式のほうが戦略的にも適しているのである。機能欠落の場合に柔軟な回路再編ができるといったが，正常な機能を営んでいる場合でも，この回路の柔軟性は大いに役立っているものと思われる。

▶ 開回路と閉回路

脊髄の基本的な回路の一つに**反射回路**（reflex pathway）がある。たとえば膝のお皿の下の窪みのところをハンマーなどで軽く叩くと足が勝手に伸びる膝蓋腱反射は，誰もがよく知っている。この運動は，膝の腱に加えられた張力が感覚器を通じて脊髄に伝えられ，そこで膝を伸ばす筋肉を支配している運動ニューロンを興奮させることによって起こる。この場合には，入力が中継部分で処理されてそのまま出力されている。このような回路のことを，

奇妙な用語ではあるが**開回路**とよんでいる。このような回路特性は非常に率直で，必要に迫られて素早く反応しなければならない場合にはこれで十分有効であるが，その反面おおまかで正確さに欠けるきらいがある。

　この精度に関する欠陥を補うために，中枢神経系の中には，入力から出力へとつながる一連の神経回路の間に，逆方向に情報を戻してふたたび合流させる回路がある。このような回路は，結合がループ構造を作って閉じているので，**閉回路**とよばれている。制御工学や電子工学の分野では，このような仕組みはフィードバック工程としてよく利用されている。とくにマイナスの値をフィードバックさせる**ネガティブ・フィードバック**（NFB）は，そのシステムの応答特性の精度を高めるためには必須のものとされている。このフィードバック抑制の値をうまくコントロールすると，入力の変動があっても，いつも出力を安定に保つことができるようにもできる。

　プラスの値をフィードバックさせる**ポジティブ・フィードバック**の場合には，従来の入力に加えてさらに正の値が入力されるために，今までよりも大きな出力が得られることになる。その結果さらにフィードバックの量が増えて，極端な場合には出力は最大値の飽和状態に達してしまう。出力が0Vか5Vかのどちらかしか必要のないディジタル回路（TTL素子の場合）に，このポジティブ・フィードバック回路はよく利用されている。

　神経回路中のポジティブ・フィードバック回路には，これとは違ったおもしろい現象が発生する可能性がある。ある条件が整えば，いったん最初のニューロンが興奮し始めると，その入力がなくなった後でも，興奮が回路内を回り続けるような状態が生じる。これを**反響現象**（reverberation）という。反響現象が起こると一定のリズムが発生するので，これをコンピュータのシステムクロックと同じ機能だと考える人がいる。

　閉回路そのものは，中枢神経系のいたるところでみられる。大脳皮質の感覚野では，末端の入力部分から第1次感覚野へ，次いで高次感覚野の方向に情報が送られていくという考え方（**図4-11A**）が，かつては常識であった。それを裏づける線維連絡も確かめられている。しかし最近の視覚野内部の組

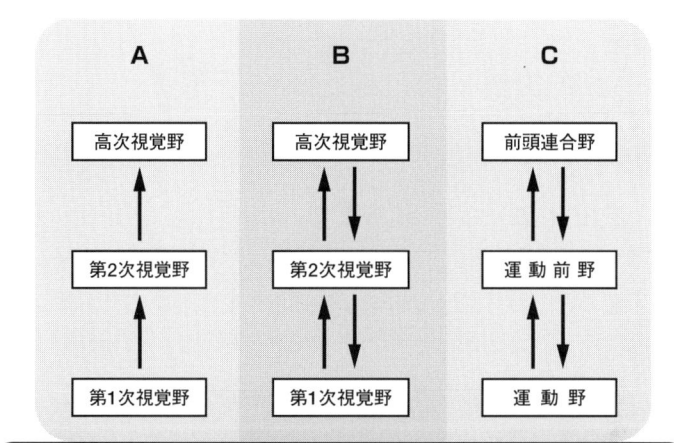

```
        A              B              C
   ┌─────────┐    ┌─────────┐    ┌─────────┐
   │ 高次視覚野 │    │ 高次視覚野 │    │ 前頭連合野 │
   └─────────┘    └─────────┘    └─────────┘
        ↑            ↑ ↓            ↑ ↓
   ┌─────────┐    ┌─────────┐    ┌─────────┐
   │第2次視覚野│    │第2次視覚野│    │ 運動前野 │
   └─────────┘    └─────────┘    └─────────┘
        ↑            ↑ ↓            ↑ ↓
   ┌─────────┐    ┌─────────┐    ┌─────────┐
   │第1次視覚野│    │第1次視覚野│    │ 運 動 野 │
   └─────────┘    └─────────┘    └─────────┘
```

図4-11 従来考えられていた視覚野内部の情報の流れ（A）と，現在わかっている視覚野の回路（B）および運動関連領野の回路（C）

織学的研究によると，末梢部分から高次視覚領域へと向かう経路とは別に，高次領域から低次領域へと向かう経路が存在していることが明らかになった（**B**）[16]。これは，感覚情報が低次領域から高次領域への一方向に送られるのではなくて，逆向きの情報の流れもあることを意味している。同じような神経回路が，大脳皮質の運動に関連した領域にもみられるのである（**C**）[17]。

次節で取り上げるボトムアップ法とトップダウン法の情報処理と，このような双方向の線維連絡とは重要な関係があると考えられている。また最近のカオス研究によると，出力がそのまま次の入力となるような写像のやり方は，ロジスティック関数の一種に相当するものである[18]。このような反響回路は，予測不可能なほど複雑な活動をする場合がある。

▶ 神経系のモジュール構造と階層性

中枢神経系の構造面からも情報処理の観点からも，ニューロンがもっとも基本的な単位であることは何度も述べてきた。このニューロンが数千から数十万個程度集まって，コラムという組織学的モジュールを構成している。このコラムはまた機能面でも，1つの単位として活動していることもすでに述べ

た．さらにこのコラムがたくさん集まって，運動野や視覚野といった1つの機能領域を大脳皮質に展開しているのである．1つの機能領域の内部では，コラム相互間は対等の働きをしていると考えられており，他の領域との入出力回路も似通っている．

　この大脳皮質の機能領域間の連絡様式，つまりシナプス結合による神経回路の研究はかなり進んでいて，視覚野などのように詳細な回路図が作られている領域もある．その詳細は省略するが，ここで重要な点は，描かれている回路網が領域間の階層構造を反映していることである．入力に一番近い1次視覚野は，視覚情報処理の中ではもっとも原始的な部分を担当しており，もっとも下層の位置に置かれている．つづいて視覚情報は2次視覚野に送られて，そこでさらに高次の情報処理を受けることになる．運動に関係した領域でも，感覚処理に関わる領域と同じような階層構造がみられる．運動関連領野の場合には，出力にもっとも近い運動野がもっとも低い階層として扱われている．

　今述べた話の中には，2つの異なった階層構造があることに注目していただきたい．1番目は中枢神経系の構成単位としてのニューロン，その集まりとしてのコラム構造，さらにコラム集団としての皮質機能領域という，要素間の階層構造である．そして2番目は，機能領域間に存在する回路様式としての階層構造である．この重層化された階層性が，中枢神経系のもっとも際立った特徴である．

　感覚野や運動野の研究などから，階層が上位になるとそこで処理される情報も高次なものになると考えられる．そうすると，この階層構造を昇りつめた最高位の領域は，脳のもっとも高い機能を有していることになるのだろうか．この考え方は，次章で述べる「おばあちゃん細胞説」とよばれるものなのであるが，この説をそのまま採用するわけにはいかない．この説をとるとすると，脳のどこかに最高の認識機能をもつニューロン（あるいはニューロン集団）が存在することになるだろう．その領域が破壊されると，もっとも高次な認識機能が失われることになる．しかしこれは過去の症例報告とも矛

盾するものであるし，スパース・コーディング説とも相容れないものである。このあたりの矛盾を解消できる神経回路網理論を構築することが，高次機能の解明のためにもぜひ必要であろう。

5 神経回路網の情報処理機能

　今さらいうまでもなく，神経回路網は今流行の**複雑系**を代表するものである。相互に影響し合うニューロン集団の活動の全貌を解明することは，分析的手法を主体としてきた従来の生理学の手に余るものであった。神経回路網の解析でも，コンピュータによるシミュレーション技法が大きな推進力となったのは当然であろう。このようなシミュレーションのためには多くの変数が必要であり，生理学の成果が参考として取り入れられている。最近の脳機能研究を振り返ってみると，生理学的発見がきっかけとなって神経回路網理論に取り入れられた機構や，神経回路網の動作から，逆に生理学的機能や意味が推定されるようになったものまで，さまざまなものがあることがわかる。

　本章では，これらの研究によって明らかになった神経回路網の多様な情報処理機能について，そのごく一部について述べることにする。またここで扱われている機能の内容も，けっして系統立てて整理されたものではない。このような神経回路網の意味論の研究は，まだまだ萌芽的段階にすぎない。そして神経回路網には未知の機能や性質があるのはほぼ間違いないし，それこそが「こころ」の本質を解き明かすのに必要な鍵であろうと思われる。

神経回路網の動作原理

▶ 神経回路網の数理

　マッカロー（MacCulloch, W.）とピッツ（Pitts, W.）は，生身のニューロンを数学的なモデルに昇華するために，形式ニューロンとよばれるものを導入した[1]。その後いろいろな研究者たちが，マッカローとピッツの基本型に

改良を加えていった。たとえば、現実のニューロンには不応期とよばれる期間があるため、それを取り入れたモデルが作られた。またとマッカローとピッツのモデルでは時間が $t, t+1, t+2, \ldots\ldots$ と飛び飛びであったため（離散モデル）、時間の連続性を保ったモデルが作られた（連続モデル）。しかし、神経回路網にとってもっとも本質的なことは、マッカローとピッツの単純なモデルでも実現されているのである。

コンピュータが現実に発明される以前に、計算機の基礎理論を確立したのはイギリスのチューリング（Turing, A.）である。彼はチューリング・マシンという仮想の機械を考案し、ある問題に対する解決法が存在する場合には、有限回の動作でこの仮想機械が答えを出して停止するということを証明した[2]。この理論は、計算可能性問題（あるいは決定問題）として、今でもコンピュータのアルゴリズム理論の基礎となっている。

マッカローとピッツは、任意の計算可能な問題に対して、対応する形式ニューロンによる神経回路を作成することが可能であることを論じたのである。「決定可能な問題に対しては」という限定がここにはあり、実はこれこそが深刻な限界なのであるが、「アルゴリズムは形式ニューロンの神経回路と対応する」という指摘を行った点で、大変重要な研究であった。

▶ **論理回路と神経回路**

そのもっとも特殊な例を紹介しよう。2つのシナプス入力だけをもっている、もっとも単純な形式ニューロンの結合を考えてみよう。入力の重みづけは $W_1 = W_2 = 1$ とする。図5-1上段のニューロンは閾値（＝2）が高く、入力1と入力2に同時に活動電位がやってこないと、活動電位が発生しないものとする。下段のニューロンはこの閾値（＝1）が低く、入力1か入力2のいずれかが活動電位を伝えてくると、このニューロンは出力の活動電位を発生する。つまり上段のニューロンは、コンピュータなどのディジタル回路で使用されているAND素子と等価であり、下段のニューロンはOR素子を構成していることになるのである。また抑制性シナプスをうまく利用すれば、

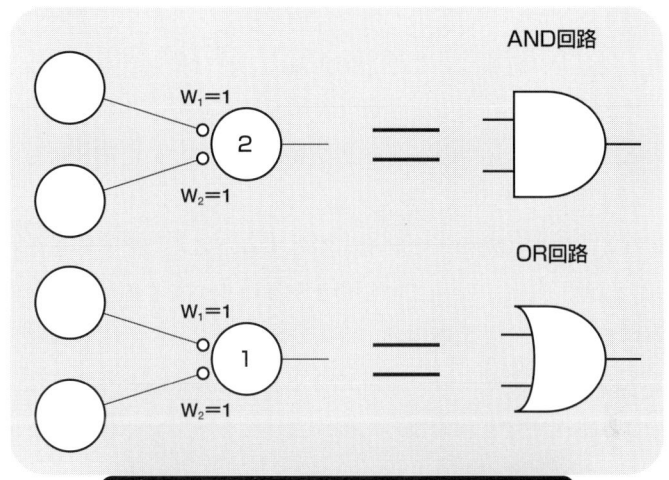

図5-1 神経回路と論理回路の比較
上段：閾値が高いのでAND回路と等価になる。
下段：閾値が低いのでOR回路と等価になる。

NOT素子も構成することができる。つまり適当なシナプス結合をもつ神経回路は，論理素子と等しい働きをしているのである。

　論理素子を使って論理演算を実現したのが論理回路である。任意の命題は，AND, OR, NOT素子を適当に組み合わせることで実現できることがわかっている。論理的（あるいは数学的）証明というのは，与えられた命題が真か偽かを，基本的な公理系にのみ立脚して展開しなければならない。その証明のプロセスは，論理素子を組み合わせることで，論理回路として実現することができるのである。

　つまり神経回路は，うまく条件を整えてやれば論理回路として働くことが可能なのである。そうすると先ほど説明したように，論理的に証明できるすべての事柄は（つまり有限回で終了するアルゴリズムの存在する問題は），論理回路として実現することができるし，神経回路でも実現できるのである。逆に考えると，神経回路網は，論理回路をその中に含んだ，もっと広い情報処理の機構であるということができるだろう。神経回路網は有限であるという制約も，ここではさほど大きな問題ではない。脳は明らかに有限個の神経

回路から成り立っているが、同じ神経回路を繰返し利用することで、神経回路を事実上無限大に拡張することができる。これは繰返しループ命令によって、コンピュータがハードウェア的な束縛から逃れているのと同じである。

　論理回路が証明できるのは決定可能問題に限られていたが、私たちが日常解決している問題の大半は、決定不能問題であるといっても過言ではない。直感や創造は、論理回路のもっとも苦手とするところである。私たちの思考の中味も、論理的飛躍を伴っていることが多い。つまり神経回路網の情報処理機能の中で、論理的な思考様式はその特殊解であり、論理では解き明かせないこころの働きこそがその一般解であるといえよう。そうすると、神経回路網は単なる論理回路とは異なった動作原理をもっているのではないか、と予想することができるだろう。

▶ パーセプトロンの開発

　アメリカの心理学者ヘッブ（Hebb, D.）は、1949年に「シナプスに長期的な変化が起こって信号の伝達効率が変化することが学習のメカニズムである」という説を唱えた[3]。この**学習のシナプス仮説**は長い間「仮説」の域を出なかったのであるが、この仮説を応用して学習機械を作ろうという研究が、人工知能研究者の間で始まった。ニューロンの配列をまねた回路に、ニューロン同士の結合つまりシナプスに相当する部分に柔軟性をもたせて、パターンの認識をやらせようという試みである。

　1960年前後にローゼンブラット（Rosenblatt, F.）が提唱したパーセプトロンは、網膜ユニット・1〜2層の中間ユニット・出力ユニットという3〜4層の構造をもっていた[4]。それぞれの層にはニューロン素子が配列されていて、クロックにあわせて動作をする。**図5-2**の場合には中間ユニットが2層あり、最終の出力ユニットには3個の出力ニューロンが存在している。ニューロン素子同士はシナプスでつながっており、そのシナプスの強度は最初ランダムに設定されている。この単純パーセプトロンの網膜層に、あるイメージ・パターンを入力して、それを見分けるようにしたい。出力ニューロンがN個し

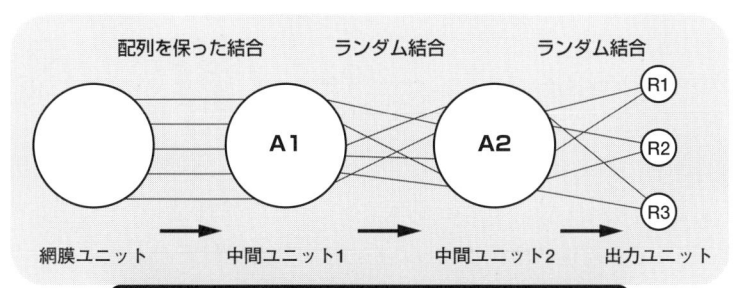

図5-2 単純パーセプトロンの構造（Rosenblatt, 1958 (4)）
丸印の中にはニューロン素子が配置されている。

かないパーセプトロンは，Nビット分の情報量を見分けることができるから，この場合には2^3個つまり8個のパターンを識別することが可能である。

　実際にパターン入力を入れてやると，それぞれのシナプス強度に応じて次の層のニューロンが活動し，最終層のニューロンが活動するか活動しないかの結果が出る。最初は正しい答えが出るとは限らない。ここでヘッブのシナプス学習説にヒントを得た方法で，パーセプトロンの調教をすることになるのである。もしもこのパーセプトロンが正しい答えを出したとすると，この答えを出すために働いたシナプスの強度を上げてやる。もしもこのパーセプトロンが間違った答えを出したとすると，この答えを出すために働いたシナプスの強度を下げてやることにする。

　このような操作を何千回も繰り返すと，やがて少々変化のあるパターンを出しても，正しい答えが得られるようになる確率が高まってくる。こうしてパーセプトロンの学習が完了する。今の話は，もっとも単純な最終層のニューロンが3個だけの場合を考えたが，これが4個あれば16種類のパターン識別が可能になり，0から9までの数字の識別であれば，これで事足りるわけである。

　その後ミンスキー（Minsky, M.）が指摘したように，単純パーセプトロンには欠陥があったことは確かである。パーセプトロンにはどうしても識別ができないパターンが存在すること（これを線形分離不可能性という），パターンの変形に対してうまく判定できないこと，また識別のための学習がいつ

もうまくいくとは限らないことなどであった(5)。

しかしながら、シナプスをいじれば学習ができそうだということが、不完全ながらも実証されたということは、シナプス仮説の信憑性を高めることになった。しかもニューロン単体ではなくて、総体としての神経回路網が新しい動作原理を内包していることもわかってきたのである。パーセプトロンは現実に作成された電子機械であったが、その後のニューラルネット（人工的な神経回路網のことを、脳の神経回路網と区別するために、本書では今後ニューラルネットとよぶことにする）の研究は、コンピュータ上、つまりシミュレーションによって進められることになる。

神経回路網の静的特性

パーセプトロンのことを最初にもちだしたのは、話の順序として適当ではなかったかもしれない。しかしその歴史的な経過を知ったうえで、改めて神経回路の基本的な機能についてふれていくと、神経回路の特性を理解するのが容易になるだろう。これからいよいよ本題に入るが、本節ではまずシナプスが固定された神経回路網の、フィルターとしてのどちらかといえば静的な性質を述べ、次節では神経回路網が情報処理に果たす積極的かつダイナミックな特性について述べる。最後の項では、シナプスの可塑性をもった神経回路網の機能について論じることにしよう。

▶ 特徴抽出機能

前章の「抑制性回路の重要性」の項でふれたように、側抑制を組み込んだ並列処理回路は、送られてきた信号の空間微分処理をすることになる。網膜内の神経回路で起こる空間微分処理は、画像のコントラストを高め、その特徴を抽出する役割をもっていた。神経回路網の特徴抽出機能は、大脳皮質視覚野でもっとも研究が進んでいる。1次視覚野のニューロンは、ある特定の傾きをもった線分にもっともよく応答する（図5-3左）。つまりある方位をもった細長い光刺激を与えると、そのニューロンはもっとも高い活動電位の

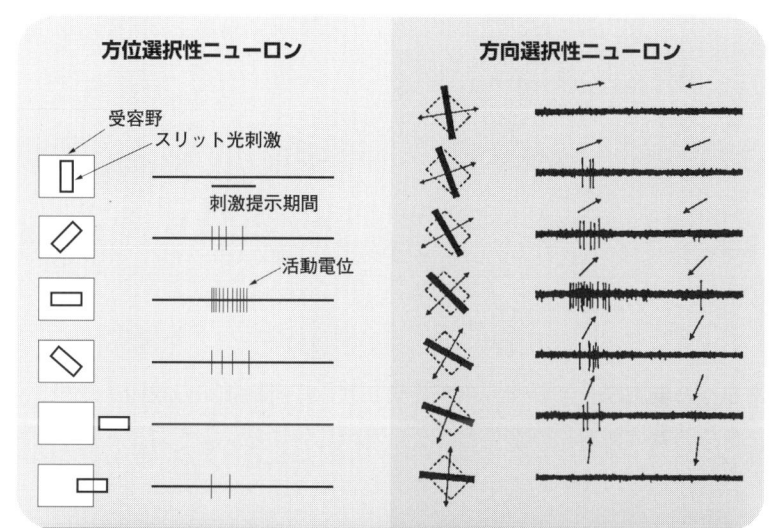

図5-3　左：視覚野の方位選択性ニューロン，右：視覚野の方向選択性ニューロン（Hubel & Wiesel, 1968 [7]）

左：特定の傾きをもったスリット刺激が，受容野内部に提示されたときにだけ活動電位を発生している。右：スリット刺激が特定の方向に動いた場合にのみ，ニューロンが活動している。

発火頻度を示したということである。これを**方位選択性**とよんでいる [6]。また別のニューロンは，特定の方向に動く線分が通過したときにもっとも高い応答を示す（**図5-3右**）。これを**方向選択性**という [7]。

　ネコやサルを使った神経生理学的な研究によって，これらのニューロンの選択特異性（つまりチューニング特性）は，外側膝状体（網膜から出る視神経の中継核）から視覚野に至る回路の性質と，抑制性結合の強さに依存していることがわかってきた。つまり視覚野内外の神経回路網が，このチューニング特性を決定していることになる。網膜から運ばれてくる視覚信号は，その他にも色情報・奥行き情報などに別れて，それぞれ局所神経回路網の特殊なフィルター機能を通過して，固有の特徴抽出が行われている。

　このような特徴抽出機能は，視覚野に限られたことではない。蝸牛神経から中枢に上行してくるにつれて，音の高さと音源定位に関するチューニング特性がするどくなってくる。大脳皮質聴覚野では，動物の種固有の鳴き声や

音声に反応するニューロンがあり，これらも特徴抽出機能の再現パターンであろう．体性感覚に関しても同様である．

視覚に話を戻そう．視覚情報が高次視覚野とよばれる側頭連合野に至ると，単純な図形パターンに応答するニューロンが出現する．さらに次の段階の上側頭回領域に至ると，ヒトやサルの顔・手などに応答するニューロンが現れた（**図1-10**参照）．これらのニューロンには「顔ニューロン」や「手ニューロン」という名前がつけられたので，多くの人の誤解を招くようになってしまった．感覚情報処理の神経機構の研究が飛躍的に進んだ1970年頃に，「**おばあちゃん細胞説**」というものが提唱された．特徴抽出の段階を進めていくと，自分のおばあちゃんを見たときにだけ応答するニューロンが脳のどこかに存在し，そのニューロンがすなわちおばあちゃんの認識主体であると考えたのである．この考え方をつき進めていくと，神経回路網の頂点には，個々の事象に対応した認識ニューロンがそれぞれ存在することになる．

しかしこの考え方は，すぐに破綻が生じるのが明らかである．さまざまな特徴抽出機構を通り抜けてきた末端情報が，唯一の「おばあちゃん細胞」に到達するのだとすると，もしもこのニューロンが死んだ場合には，おばあちゃんの認識が失われることになってしまうだろう．大脳皮質では1日あたり10万個のニューロンが死滅しているので，ある日突然「おばあちゃん細胞」が機能を失う可能性があるわけである．このような方式は生物の適応戦略として，きわめてまずいやり方だといわざるをえないし，現実にそのようなことはほとんど起こっていない．

ここに「一ニューロン一機能説」の落とし穴があるのである．この欠陥を補うために考え出されたのが，「おばあちゃん細胞」は影武者のようにたくさん存在しているという説であった．1つのコラム内のニューロンは同じような性質をもっているという知見からすると，この「一コラム（＝多ニューロン）一機能説」はポピュレーション・コーディングの考え方とうまく合うことになるだろう．しかし領域内の限られたコラム数では，すべての現象を再現することは不可能である．やはりここでも，スパース・コーディングによる

「多ニューロン多機能説」が有力となるだろう。そうすると，認識の主体は個々のニューロンではなく，神経回路網そのものであるということになるだろう。

▶ 演算機能

　神経回路網の特徴抽出機能が注目されるようになったのは，感覚野の研究が進んだためである。一方で運動制御の研究が進展するにつれて，制御には行列演算が必須のものであることが理解され始めた。そもそも大脳皮質や小脳皮質では，2次元平面上に神経回路網が並列展開されているために，素子の配列からして行列演算に適していることが直感的に予測されていた[8]。神経回路網の数理理論によれば，実は特徴抽出も演算機能も，出力は入力の関数であるという概念ではまったく同義なのである。ただ見かけ上の生理的役割が，フィルター機能か演算機能かという違いがあるだけである。

　演算機能の一例として，空間の一点に向けて手を伸ばすという動作をするときに，手の運動に必要とされる制御情報のことを考えてみよう。私たちの目に入ってきた視覚情報は3次元構造をもっているが，網膜に映し出された状態では2次元情報になってしまっている。いずれ両眼の網膜像の違いから立体像が再構成されて，マー（Marr, D.）の視覚理論によると2.5次元の情報が得られるのであるが[9]，このときの空間情報はユークリッド座標系によって脳内表現されている。

　しかし私たちが手を動かすときには，肩・肘・手首の3つの関節を中心とした運動を制御する必要があり，そのために運動は極座標系として表現されている。だから空間情報に従ってそこに手を伸ばす場合には，ユークリッド座標によって表現された情報を，身体座標（極座標）による表現に変換しなければならないのである。この関数演算は，単純な行列式として表すことができる。神経回路網はこのベクトル演算を行っていると考えられている。最近のロボット工学の研究では，この行列計算を人工的なニューラルネットに行わせる試みがなされ，多大な成果をあげている。

▶ 統合と競合機能

　認識ニューロンの働きは特徴抽出のプロセスであるともいえるし、ちょっと見方を変えると、たくさんの線分の情報が統合されて図形パターンや顔の形が生成されるとみなすこともできる。2種類以上の異質な情報が収束する場合に、神経回路網はどんな方式で情報を統合するのかは、領域によってまちまちである。たくさんの入力を統合する際に、もっとも単純な方法は算術和であろう。ニューロン1個の場合は、興奮性・抑制性を含めたシナプス入力の単純加算によるものであった。1次視覚野のニューロンには、右眼からの入力だけを受けるもの、左眼からの入力だけを受けるもの、両眼から入力を受けるものとがある。両眼から入力を受けるニューロンは、左右どちらの眼に光刺激が与えられても活動電位を発生する。

　しかし強い側抑制回路が働いている場合には、その回路の出力は優勢な入力側に大きく影響されて、劣勢な入力情報はまったく顧みられなくなることがある。運動野のニューロンには、手首の屈曲運動のときに活動するものや、伸展運動のときに活動するものがあるが、特殊な薬物を使って抑制回路だけを遮断すると、これらのニューロンは本来どちら方向の運動に対しても、潜在的な活性があることがわかった[10]。つまりこれらのニューロンは、屈曲運動の指令情報も伸展運動の指令情報も同時に受け取っているのであるが、個々のニューロン内の多数決によって、あるものは屈曲運動時にのみ活動し、あるものは伸展運動時にのみ活動するようになるのである。このような現象が起こるのは、神経回路網が相反抑制による**競合機能**をもっているためである。

　競合現象は個々のニューロン活動をモニターすることでも検出できるが、神経回路網全体に与える影響はなかなか理解しにくい。お互いに抑制し合う神経回路網に、2つの入力を与えてそのまま放置すれば、この活動は時間とともにどう変化するのかシミュレートした研究がある。ある場合には、2つの入力のうち小さなほうが大きなほうに吸収されて、やがて1つのかたまりになっていく過程がみてとれる[11]。

　2つの異質な情報が統合されることによって、質的に異なった情報を作る

ことができる。第2次視覚野のニューロンは，両眼からの入力に応答するものが大半であるが，その中には，左右の網膜上の光刺激の位置が多少ずれているほうが，より強い応答を示すものが存在する。網膜位置のずれは両眼視差を表すものであり，したがってこれらのニューロンは視差の違いを検出することができる。これが奥行き知覚である。同様に聴覚関係でも，左右の音反応の位相のずれを検出し，音源の方向を知覚する神経回路網が脳幹部分に存在している。このように，複数の入力源から新しい性質をもった情報を作り出す**統合機能**が，神経回路網に備わっているのである。

　複数の情報を統合するメカニズムはいろいろ考えられる。感覚情報はいったん別々の性質ごとに分解されて，ふたたび統合されるのが一般的であるとされている。視覚情報は，形態情報・色情報・空間情報・運動情報などに分解されるが，最終的には1つの情報として統合されなければならない。この一見ばらばらの情報を，どうやって再統合するかというのが結合問題であった。丸くて赤いボールが，幅広く黄色いフェンスの前を横切ったとしたら，丸いという形態情報と赤いという色情報が，空間の手前に位置し運動しているものと統合されなければならないのである。4章で紹介したように，活動電位の同期現象がこの統合機能に関与している可能性がある。あるいは連合や連想といった機能が，この結合問題に関与しているのかもしれない。この問題については，神経回路網の適応性の節でもう一度ふれることにする。

神経回路網の動的特性

　前節では，神経回路網の入出力間に関する受動的な関数機能について述べてきた。この関数型は常に一定であるとは限らない。主要な入出力関係とは別の要素によってこの関数型が変化することもあるし，入力とは無関係に（あるいは入力によって変調を受けながら）神経回路網が特定のパターンを発生することもある。本節では，このような神経回路網のダイナミクスについて述べる。

▶ パターン発生機構

与えられた運動をうまく実行するためには，その運動固有の筋活動のパターンを生成する必要がある。この筋活動のパターンは，中枢神経系の運動関連領域によってコントロールされているから，結局神経回路網が特定のパターンを発生する機能をもっているということになるのである。

もっとも単純なケースとして，歩行や咀嚼運動時に現れる繰返しリズムがあげられる。歩行のサイクルにあわせたリズムは，中脳の歩行センターと脊髄内部の神経回路網によって生成されている。図5-4のように，2個のニューロンが互いにシナプス結合をしている単純な反響回路では，活動電位の発生リズムはニューロンの特性に従って固定されてしまう。しかしBのように，2つの平面上に配列された神経回路網が相互結合していて，しかも多くの入出力をもっている場合には，このリズムのペースや強さをコントロールできる要因がいくつも存在している。

これらの入力を連続的に変化させたときでも，出力リズムはそれに応じて連続的に変化しない場合がある。ある値のところで出力リズムが急に変動することがあり得るのである。これは物理や化学でよく知られている**相転移現**

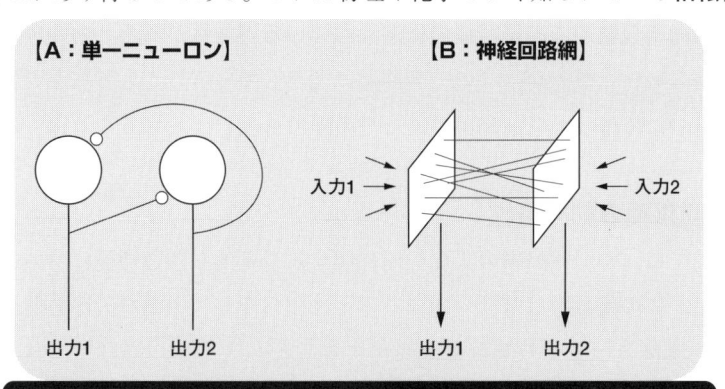

図5-4 リズムパターン発生の神経機構

A：2個のニューロンが互いにシナプス結合をしている単純な反響回路では，活動電位の発生リズムはニューロンの特性に従って固定されてしまう。しかしBのように，2つの神経回路網が相互結合している場合には，このリズムのペースや強さをコントロールできる要因がいくつも存在している。

象の一種である（7章参照）。実際に動物のリズム生成過程を調べてみても，歩行からスキップ・走行へ相転移が起こっていることから，相転移現象は神経回路網固有の特性であるとみなしてよいだろう。周期リズムの生成は，けっして運動系に限られたものではない。サーカディアン・リズム（日周リズム）は，視床下部の視交叉上核という領域で生成されており，体内時計の役割を果たしている。

　単純なリズム生成機能と比べると，筋活動のパターンを制御するためには，さらに複雑な神経機構が必要になる。通常の随意運動に関与する筋肉は，1種類ではないからである。多関節にまたがる複数の筋肉の活動パターンを，まとめて制御しなければならない。しかも各筋肉ごとに，活動パターンも時間経過も異なっている。もう一つ運動制御に欠かせない要素が存在する。ある領域の傷害によって運動機能が停止することは，生物にとって致命的な事態である。したがって運動制御系は唯一絶対の経路に依存せず，常に複数の経路が準備されている。それらが同時に筋制御に関与しているのである。

　たくさんの筋肉を1つの領域が支配していること（多種支配）と，たくさんの領域が筋肉の活動を支配していること（多重支配）は，制御変数と出力変数の間には，1対1ではなく多対多の関数対応があることを意味している。すなわちある特定の運動出力に対して，無数の制御解答が存在することになるのである。これを**不良設定問題**とよぶ。つまり，ある目的の動作をしようとすると，その動作を遂行するための神経活動のパターンが無限個存在することになり，どれが適切なパターンなのか決定する術がないのである。

　しかし現実に私たちが選択している運動戦術はほぼ一定しており，常に同一の神経活動パターンが生成されていることを示唆している。これは常に一定の解答が選択できるように，生物が無意識に何らかの生理的制限をもっているか，あるいは神経回路網自身が何らかの拘束条件を内蔵していることを意味するのだろう。この問題も含めて，ダイナミックなパターン生成は神経回路網の重要な機能の一つなのである。

5 神経回路網の情報処理機能

▶ スイッチング機構

　神経系のある特定の領域には固有の神経回路が存在し，それゆえそこでは特定の機能が営まれている．しかしこれらの機能は常に一定しているとは限らない．状況によっては，たとえ入力がまったく同じであっても，今まで行っていた処理を別の処理に切りかえることもある．

　脳は同時に何種類もの感覚情報を受け取っているが，神経系が並列処理マシンであるといっても，すべての刺激に等分に注意を向けることはできない．その中のもっとも重要な刺激だけをうまく選択し，最終的な行動決定の参考にしているのである．この過程を**選択的注意**（selective attention）とよぶ．選択的注意による感覚選択機構の研究によると，もっとも強い刺激に自動的にスポットライトが当たるような受動的過程と，脳があらかじめ決めておいた情報だけを通過させる積極的な過程とが存在するという説がある．受動的な選択的注意の過程は，ポジティブ・フィードバック回路によって，もっとも大きな入力がより強調される機構が考えられている．また視床―皮質間のサーチライト方式による探査機構が，積極的な選択的注意に備わっていると唱える人もいる．

　神経回路のごくわずかな生理状態の変動が，回路網全体の処理機構を変化させる可能性を示唆する例を示そう．**図5-5**は，マッカローとピッツ型の形式ニューロンを表し，2つの入力経路のみから回路が構成されていると仮定する．そこにはニューロンの膜電位をゆるやかに変化させるような，補助入力もあるとしておこう．閾値は細胞体内部に示されているように，一応2という値を設定しておくことにする．こうすると各ニューロンはAND回路を構成することになり，入力AとBの両方が同時にこない限りこれらのニューロンは活動しない．

　しかしこれらのニューロン全体に影響を与える変化，たとえば膜電位を上下させることができるような，広域投射系や網様体賦活系などの入力変動による微量な影響があれば，回路の性格は一変することになる．仮に膜電位が上昇してBのように閾値が1に下がると，先ほどのニューロンはOR回路に

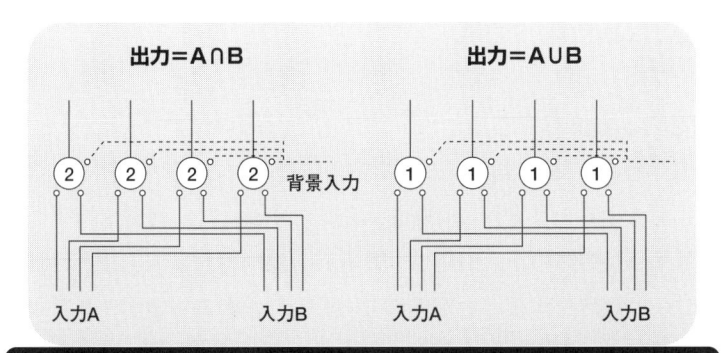

図5-5 スイッチングによる演算機能の変化

ニューロンの特性を微妙に調節できる入力経路が存在すると，回路網全体の機能が変化を起こす。膜電位のわずかな変動で，AND演算とOR演算が入れ替わってしまう。

変化して，AかBのどちらかに入力があれば活動することになる。今は説明のため閾値が1か2かという極端なケースを紹介したが，実際の中枢神経系では数mV程度の膜電位の変動はいつでも起こっている。多入力かつ多数決回路である実際のニューロンでも，AND回路やOR回路のような2入力系の機能転移と似たことが起こるだろう。

しかし側抑制やフィードバックが存在する神経回路網では，回路網自体の特性が非線形的であり，膜電位の上昇つまりニューロンの閾値の低下によって，ただちに信号伝達特性が上昇するというわけではない。かえって膜電位の上昇によって，信号が通過しにくくなる場合も知られている。またある種のパターンをもつ神経情報だけが，その神経回路を通過しやすくなることもある。

まだまだそのメカニズムはわかっていないけれども，ニューロンの生理的変数を微妙に変化させることで，神経回路網はある種の神経情報だけを通過させるような調整を行うことができるらしい。また回路網全体の相転移現象も，似たようなメカニズムが働いているのかもしれない。このような特異的な変動フィルターとしての機能があると，選択的注意にしろ演算機能にしろパターン生成機能にしろ，中枢神経系の中で回路の能動的な調節が可能にな

ると想像できる。

▶ 情報を創る機能

　情報というと，処理するものあるいは処理されるものと思われているが，情報の中味そのものは案外と吟味されることが少ない。通常は情報処理というと，雑多な情報の中から厳選されたものを選び出して加工し，理解しやすいように一目瞭然にするという作業である。したがって処理されて残った情報量は，最初の情報より少なくなっているのが普通である。逆にこの情報が増える処理はあり得ないのだろうか。この疑問に答えるためにも，最初の情報の内容を確認しておく必要があるのである。感覚系や運動系の末端段階では，活動電位の発火パターンとそれによって搬送されている情報を対応づけすることが比較的容易であるが，高次の神経系になると，搬送される情報の中味もその処理法も徐々に解釈が困難になるのである。

　わかりやすい例として次の文字を見よう。

　　　　　　暑い！　　　　**暑い！**

　どちらの「暑い！」も，感嘆符を入れても文字情報としては6バイトしかない。しかし私たちが受ける印象は，この2つでまったく異なっている。暑さに関する真迫力や説得力が違うのである。この違いは，文字列情報につけ加えられた文字フォントに関する情報によるものである。しかし特定のフォント情報が，特定の心理的影響をコードしているわけではない。この文字列の形象とそれが描かれた空間とが全体的な場を形成し，情報という概念では表しにくいものを中枢神経系に伝えているのである。

　しかしながらこのような情報外の情報は，文字列の意味を分析解読する段階では失われてしまっている。解読の終わった段階で，フォントに関する場の情報が合流し，あらたな情報が創成されるのである。情報の統合機能の項でも紹介したように，別々の網膜から入力される情報自体は，網膜に写った対象像の位置の差の情報こそもっているものの，奥行きという質的に異なっ

た情報は，統合された段階で初めて生じたといえよう。神経回路網による情報統合の一形態として，新たな意味や概念が出力に付加されたことになるのである。これも情報の統合機能の一種ではあるが，特別に情報を創る機能とよぶことにしよう。

　卑近な例をあげよう。タンパク質は，20種類のアミノ酸が固有の順番で配列された生体高分子である。このアミノ酸の順序を，タンパク質の1次構造という。タンパク質の1次構造がすべて解明されたとしても，その情報だけではタンパク分子の立体構造（2次構造・3次構造）はわからない。「特定の1次配列はそれ固有の空間配置配座をもっている」という別の情報がなければ，アミノ酸の順序コードを暗記してみても，仏教とは無縁の人に読んで聞かせるお経と何らかわりがない。分子生物学者がタンパク質の1次構造を知ってから，その立体構造に関する情報を自家薬籠中のものにするのには，30年という歳月と知識経験の集積が必要であった。

　言語の問題に戻ろう。文字列としての言語情報は，タンパク質の1次構造に関する情報と同じである。この文字列が解読される過程で，過去の経験や知識を参照しながら，新たな意味がそこに附加されていくのである。そのため表面の字面だけを追いかけていても，その意味内容を理解することができない場合がある。外交官が「率直な意見交換を行った」と言えば，そこからは「激しい意見の対立があって合意には達しなかった」という意味が読み取れる。この解読のためには，脳内のすべての知識データベースが動員されることになる。これらは潜在的には元々その内部に含まれていた情報であったかもしれないが，文字列の情報分析のプロセス中に失われてしまった「意味・関係」が，ふたたび神経回路網の中で創出されるのである。

　それではこうした意味・関係を見つける神経回路網は，遺伝情報に従って先天的に形成されるべく運命づけられているのだろうか。それとも経験によって，これらの意味づけ回路網が形成されるのであろうか。これは難しい問題であり，ここで断定的に述べることはできない。しかし適切な視覚経験がないと奥行き知覚が形成できないという報告を初めとして，神経回路網の後

天的な機能拡張に関する研究がたくさんあり、どうやらこのプロセスは後天的なもののようである。

　残念ながら、この項目に関与すると考えられる神経回路網は、その実体が（その存在すら）まだよくわかっていない。しかし現在までの認知科学や人工知能の問題点を集約すれば、このような神経回路網が脳内に存在していると考えるのは不当なことではなかろう。今後の研究の発展を待ちたいものだ。

　さきほどのことを、もういちどわかりやすく言いなおしてみよう。繰返しがおおいので、かえってむずかしくなっている可能性があるかもしれないが我慢してほしい。この情報外情報の概念を理解することが困難なので、ここは別角度の問題検討が必要になる。私達が文をよむときにはまずその一番先頭部分から、よみ始めるのがふつうだとおもうが、初期段階には構文構成の枠組決定が行われるだけで、解読作業として問題提起の初歩段階迄でしかない。文章内容としては、比喩など使用した表現やわざとちがう反語法を使って、解読する作業をも困難にしている作文例が存在するし、暗喩表現や象徴表現がつかわれる文章技法も多数あり、過去の直感的経験等無しには判読が出来ない。無理なく解読する作業には飛躍した意訳こそが要求されるのだ。単純かつ率直なる構造を持っている文章例であっても、意味の重層構造を解読するためには、認知のプロセスを多種多様に縦横無尽につかいこなす必要があるのだ。みなさんが今読んでいるこの文にも、言外情報がふくまれていると宣言したら、はたして信じてもらえるだろうか。ここの段落をおわりまで読み通してほしい。そのあと本を1m程離してながめていただきたい。そのときにはじめて私のねらいが分かるだろう。書かれていることと、伝えたいこととはちがうのである。これが「かみわざ」というものである。

▶ 階層間の相互結合

　人間の脳は，網膜に映し出された像を瞬時にして立体像として認識する能力を備えている。画像の中から線分を選び出して反応するニューロン（方位選択性ニューロン）や，左右の網膜像の位置の食違いから奥行きを認識できるニューロンが，大脳皮質に存在することはすでにわかっている。また現実の3次元物体でなくて単なるフレーム画であっても，私たちは難なく頭の中に立体像を構成できるのである。このような万能処理を要求される場合には，どんな情報でも無制限・無批判に受け入れて，じっくりとその特徴を抽出するようなやり方では，どうもうまくいかないし，そんな処理をしている時間的な余裕もない。

　すべての入力情報を把握してその要素の特徴を抽出し，それらの要素間の関係を明らかにしながら全体像を把握しようというのは，情報処理の観点からは「**ボトムアップ方式**」とよばれるやり方である。これは脳の情報処理としては時間がかかりすぎるし，先ほども述べたようにどうも現実的ではないらしい。これを避けるために，私たちは脳の中に都合のよい立体モデルの鋳型を，すでにもっているのであるという考え方が提唱されている。

　サルを使った実験で，顔の映像を見せたときにのみ活動するニューロンや，同じ顔を見せても微笑んでいるときにだけ反応するニューロンが見つかっている。このようなニューロンのことを，わざわざ「認知ニューロン」とよぶ人もいる。しかし私たちはこの鋳型を，先天的にもって生まれたわけではない。縦縞しか見えない環境で子ネコを育てると，そのネコは大きくなってからも横縞を認識することができないという報告がある[12]。この場合は，脳の中に横の線分を抽出するニューロンが育たなかったのである。

　つまり私たちがものを見るというのは，後天的に取得した脳の中の立体モデルの鋳型と，今現在写っている網膜像との間に対応関係をつける作業なのである。これが認知の過程である。現実にあり得ない組合せは，あらかじめ脳が排除してしまうのである。コンピュータはこのような「常識」をもたないから，いちいちすべての可能性・組合せをチェックしていくのである。つ

まり画像処理とは，最初の画像から段々と特徴を抽出していく「ボトムアップ方式」だけではなくて，始めから存在する鋳型と照合する「**トップダウン方式**」の情報処理をも必要としているのである。この両者を併用することによって，脳の中では効率的な処理が行われている。

　入力と出力は互いに影響を及ぼし合い，階層の上下間の領域は依存し合って機能している。入力処理は出力の状況に応じて変調を受け，入力状況によって出力の関数型そのものも変化してしまう。このようなボトムアップ方式とトップダウン方式を併用すると，視覚認知学習や運動学習のスピードが飛躍的に向上するというニューラルネットの研究がある(13)。このボトムアップ法とトップダウン法の併用形式は，処理促進効果の意味で，単純なフィードバック回路とは異なる，新しい情報処理の一形態であると考えたほうがよいだろう。

　ボトムアップ方式もトップダウン方式も情報処理の一様式であるが，これを脳内で実現するためには，それに適した神経回路網がなければならない。前章で述べたように，視覚野や運動野などの階層構造を持った領域では，下部構造から上部構造へ，上部構造から下部構造へという相互結合が存在するのが一般的である。同様の相互結合が前頭連合野内部でも報告されている。どうやら異なる階層の領域間に相互結合があり，ボトムアップ処理とトップダウン処理とを併用するというのは，大脳皮質全般に共通していることらしい。

神経回路網の適応性

▶ 学習機能

　パーセプトロンの限界が明らかにされた1970年代初頭の冬の時代を乗り越えると，カリフォルニア大学を中心としたコネクショニストと総称されるグループの活動が，ニューラルネットの研究として注目を集めるようになってきた。マッカローとピッツを初めとする初期のニューラル・ネットワーク・モデルは，クロックに同期した離散的な時間を扱っていて，活動電位が

発生するかどうかは入力された膜電位に依存して完全に決定されていた。これに対してホップフィールド（Hopfield, J.）らの新しいモデルは，活動電位の発生は膜電位に依存して確率的に決定されている[14]。そのかわりに，新しいモデルは連続時間を取り扱うことが可能になった。マッカローとピッツの形式ニューロンは，今日では拡張されたモデルの一特殊状態として位置づけられている。

アクレイ（Ackley, D.）らのグループは，出力として活動電位を用いているが，活動電位の発生は膜電位に依存した確率的なものであるとした[15]。ここで扱われた確率過程が，熱力学で使われるボルツマンの方程式によっていたために，彼らのニューラルネットは**ボルツマン・マシン**とよばれている。これはエネルギー関数が，ニューラルネット・モデルにも応用できることになるので，神経回路網理論を物理学的に扱えるようになったのである。

最近注目を浴びているのが，ラメルハート（Rumelhart, D.）らの提唱した**バック・プロパゲーション・モデル**（逆伝播誤差法）であろう[16]。このモデルでは，もし答えが違っていたら，その誤差を最小にするように（正確には2乗誤差を最小にするように），一段前の中間層のニューロンのシナプス結合を修正する作業を行う。この方法によると，ある条件下で学習が常に成立すること，つまり最適の条件にシナプスの重みを収束させることが可能になった。セイノフスキ（Sejnowski, T.）は，このバック・プロパゲーション法によるニューロン素子の活動が，実際の中枢神経系のニューロンの活動ときわめてよく似ていることを示した[17]。

上記のモデルのほとんどは，うまく働いているかどうかをチェックする「教師」が必要である。現在ではこれらの弱点を改良したモデルも，たくさん提案されている。教師の必要がない**自己組織化モデル**は自分で勝手に学習してしまうし，順モデル・逆モデルの考え方は，現実の神経回路網と矛盾がないものである。しかもわずか数回の試行で学習ができるのであるから，視覚認知のモデルとしても運動学習のモデルとしても優れたものである。

現在のニューラルネット・モデルは，新たにカオスや力学系としての視点

から見直されている。入力によって回路網がいつも安定した状態に遷移するとしたら，安定なアトラクタが存在することになる。このような安定状態に関しても，もちろん研究が行われているが，飛躍的な問題解決にはかえって不安定なカオス状態の方が望ましいという見方もあり，その研究も進められている。

ただ現在のニューラルネットの応用レベルでは，100％エラーなしの完全正解を求めるのは難しい。パターン認識にしろ行動決定にしろ99％うまくいくことはわかっていても，最後の信頼性に欠けるところがある。ケアレスミスというのは，ニューラル・ネットワークの本質に根差しているものなのかどうか，今後の検討が必要であろう。いわばニューラル・ネットワークの本家本元の人間にケアレスミスがなくならないことが，何かを暗示しているのかもしれない。

▶ 記憶機能

記憶は1カ所にまとまっているのではなくて，どうやら分散して保持されているらしいことが，これまでの研究から明らかにされている。コンピュータのメモリーのように，ある特定の住所番地に特定の記憶が蓄えられているとすれば，その部位の損傷で特定の記憶が失われてしまうことになるだろう。またコンピュータのメモリー上に分散貯蔵をすることができても，その入力部分と出力部分には，それぞれ記銘と想起に相当するエンコーダーとデコーダーとよばれる信号の変換装置が必要である。このような変換装置の中には，どの番地に情報を格納したかという情報を蓄えることがどうしても必要である。このようなことが可能なシステムは，本当に実在するのだろうか。

ここでもニューラルネットの研究が注目されている。パーセプトロンの流れをくむバック・プロパゲーション・モデルなどが，特徴抽出過程や識別過程のモデルとして登場したが，記憶のモデルに関しても，中野のアソシアトロンやコホネン（Kohonen, T.）の連想記憶モデルなど，たくさんの提案が行われている。また特徴抽出ニューロンが，同時に連想記憶にも働いている

可能性がある。側頭連合野が視覚の特徴抽出を行っていることと，側頭連合野の電気刺激で過去の視覚経験を思い出すことができたという報告を考え合わせると，この可能性はかなり高いものといえるだろう。

コホネンの連想記憶モデルについて，簡単かつ直感的に紹介してみよう[18]。ここにニューラル・ネットワークがあって，入力部分と出力部分があるとする。どのニューロンとどのニューロンがつながっていてもかまわない。そしてこれらのシナプスの強度は，ある学習法則に従って変化していくものとする。この細かな回路の設定や学習のやり方は，その後の研究者によって少しずつ異なっているが，基本的には同じ動作原理をもっていると考えて差支えないだろう。

このニューラルネットに，あるパターン（A）を入力してやる。そうすると入力に従ってニューラルネットは活動を開始するが，やがてある定常状態（A′）に落ち着いてくる。今度は先ほどとは別のパターン（B）を入力すると，ニューラルネットはまた別の定常状態（B′）に落ち着くことになる。こうしていくつものパターンを，ニューラルネットの中に重ね書きすることができるのである。こうしてたくさんのパターンを「覚えた」ニューラルネットに，先ほど覚えさせたパターン（A）の一部を入力してやる。そうするとこの回路網は働き始めて，先ほど覚えさせた定常状態（A′）に落ち着いてくる。つまり一部を見ただけで，最初のパターンを想起できたことになるのである。これが連想記憶の過程と似ているというわけである（**図5-6**）。

ニューラルネット全体で，パターン情報を貯蔵しているという意味で，この連想記憶のモデルは，見事な分散処理を行っている。構成要素のどのニューロンをとってみても，そこに特定の情報が貯蔵されているわけではない。ニューラル・ネットワーク全体で，記憶しているという他ないだろう。しかもこのニューラルネットは，複数のパターン情報を蓄えることができるのである。このようなシステムは，**並列多重分散処理系**とよぶのが正しい。このモデルの利点は，このニューラルネットを構成しているニューロン素子が一部分壊れたとしても，記憶の貯蔵には何の影響も与えないことである。極端

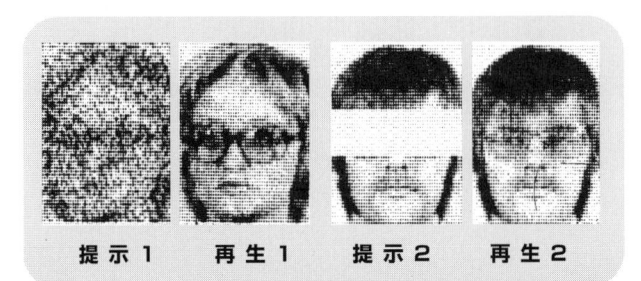

図5-6 連想記憶の再現（Kohonen, 1972 [18]）
記憶の完了したニューラルネットに不完全刺激（提示1）を与えると、再生1のような画像を「思い出す」。右側も同様。

なことをいえば，このニューラルネットの半分を取り去っても，記憶されているパターンはほどんど無事である。ただし正確に思い出せる確率は，徐々に低下していくのはどうしようもない。

ニューロンは（正確にはニューラルネットは）どれくらいの情報量を蓄えることができるのだろうか，ということも興味ある問題である。ホップフィールドの計算によると，実用上問題が生じない程度の正確さ（99％程度の精度）でよいとすれば，記憶できるパターンの数はニューロン総数の14％であるという。最近の吉沢らのモデルでは，これが20％に向上している。

ここで紹介したのは，あくまで連想記憶の一モデルにすぎない。すでに述べたように，記憶にはさまざまな要素と側面があって，これらが同一のニューラルネットで処理できるのかどうか，今のところ定かではない。エピソード記憶や言語を介した記憶などは，もっと複雑な過程の仲立ちを必要とするだろう。しかし私たちの脳は，ニューロンという普遍的な素子と，シナプスの可塑性という基本的な動作原理から成り立っていることを知っていれば，記憶のメカニズムもいつか神経回路網の働きとして解明されるときがくるにちがいない。

▶ 神経回路網の自己組織化現象

本節では，シナプスの可塑的変化による神経回路網の適応性（つまり学習

や記憶能力）について論じてきた。1つのシナプスの変化はわずかであっても，神経回路網全体の情報処理内容は大きな変動を受けている。しかしここまでの話は，すでに完成した神経回路網の情報処理機能に関することであった。しかし発生の初期段階には，神経系は文字どおり無からスタートするのである。そうすると，この神経系の適応性はどこから生じるのであろうか。

中枢神経系の発生は，遺伝子情報により厳密にコントロールされている。しかし限られた遺伝情報だけでは，他の器官同様その全発生過程を制御することはできない。異なった発生段階の細胞間で，また同相の細胞間で相互作用が生じ，さらに次の発生段階を誘導していくというプロセスが存在する。このような相互作用によって，神経回路網が自己組織化されていくとされている。またこの自己組織化の過程には環境要因も作用し，神経回路網の形成に大きな影響を与えている。

最近では，この自己組織化現象そのものが研究の対象とされ，実物による実験やシミュレーションが行われている。たとえば昆虫ロボットを一定のスペースにたくさん置いておくと，適切な環境下でこの集団が社会生活を営むように行動するという研究もある。これは昆虫ロボットが集団の中で突然進化したのではなくて，ある特定の時空間と特定のロボットの集団という特異的な場のもとに，相互作用がもたらした自己組織化現象である。

神経回路網の自己組織化のプロセスを，視覚野の眼球優位性コラムの形成を具体例として説明しよう [19]。大脳皮質第1次視覚野は，外側膝状体を中継点として両眼の網膜から情報を受け取っている。この経路の形成は遺伝情報によってコントロールされていて，両眼由来の軸索が同じ皮質領域に到来している（図5-7）。皮質に投射した軸索は最初のうちは入り交じっているが，ニューロンが機能しだして軸索に活動電位が発生する頃になると，軸索がどの部分を支配するかという競合現象が起こるようになる。視覚野がその機能を確立する時期には，右眼由来の軸索末端の分布と左眼由来の軸索末端の分布の間には住みわけ現象がみられるようになる。こうして右眼から入力を受ける右眼優位コラムと，左眼から入力を受ける左眼優位コラムができあがる

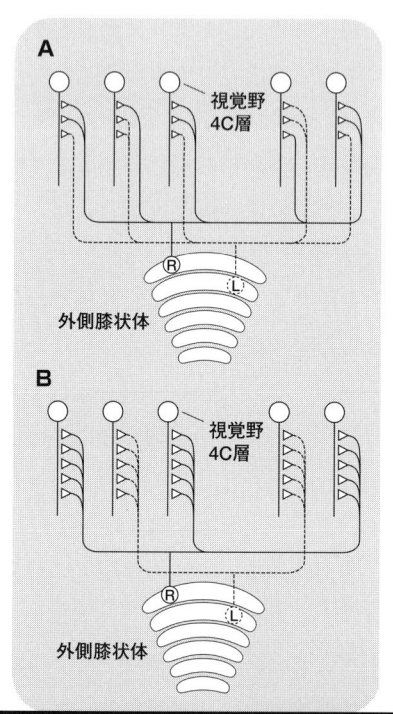

図5-7 視覚野の自己組織化能力（LeVay et al., 1980 [19]）

A：初期段階では外側膝状体から第1次視覚野への入力は，右眼由来のもの（R）と左眼由来のもの（L）が混在している，B：最終的には競合によって右眼コラムと左眼コラムが形成される。

のである。

　この眼球優位性コラムは，皮質の上方からながめるとシマウマのような縞状に見える。コンピュータ・シミュレーションの研究によると，このような縞模様は，要素間の競合現象が起こった場合にしばしば形成される共通したパターンである。しかしこの発生過程の途中で，左右どちらかの眼からの入力信号すなわち活動電位が，何らかの理由で到達しない場合には，入力のない側の軸索終末は排除されてしまう。したがってこの場合には，眼球優位性コラムの縞模様は形成されないのである。

　また眼球優位性コラムと方位選択性コラムの形成過程を，あわせてシミュ

レートした研究によると，ハイパーコラムらしきものが自己組織化されているという。これらの研究は，組織化の単純な原則とそのときの環境状況が与えられれば，シナプス形成の可塑性を基にした自己組織化現象が起こることを示唆している。

▶ 未知の機能

神経回路網の情報処理機能は，本章で取り上げたもの以外にもたくさんある。中には，まだ私たちにその存在すら理解されていないものも含まれているに違いない。中枢神経系が「こころ」を構成・創出するためには，これらの未知の機能ピースがうまく利用されていると想像される。このジグソーパズルを解くには，まだまだ神経回路網の研究が必要である。またこれらの機能の間には，新たな階層構造があるかもしれない。本章の最後に，将来解明されるべき神経回路網の機能について，多少の希望的観測も含めて紹介したい。

近年の認知科学の発達によって，人間の思考様式が少しずつ解明されてきている。人間が問題解決に当たって採用している方法は，けっして論理的な思考方法だけではなさそうである。直感による先回りが併用される場合も多く，これは情報処理としてはトップダウン法に近いやり方であろう。この直感機能の神経回路網の研究は，まだ進んでいない。通常の推論機構の解明とともに，興味ある問題である。神経回路網の時間（時系列）生成・認識機能の解明は，音楽や運動だけではなく言語にとっても非常に重要なテーマである。またエピソード記憶の解明につながるかもしれない。

ここまでに述べてきた神経回路網の機能は，すべて情報処理という観点からであった。しかし情報処理という概念は，それを受け取り解釈する主体がいて初めて意味をなすものである。この認識の主体は，感覚対象の属性を神経情報という形で受け取り，自分にとってわかりやすいように情報加工を行うのである。それではこの情報を受け取る認識主体とは何者なのか。

心身二元論を唱えたデカルトによると，脳は単なる情報処理機械であるから，脳の中には外界の情報を読み取る小人（ホモンキュラス）が住んでいる

ことになる。この頭の中の小人は，実在の物体の属性としての性質をもたないものであって，脳はこの小人の前で演じられる劇のために場所を与える空間であると考えた。これがデカルト劇場とよばれたものである。

　情報処理という概念を使う限りは，この主体論争を避ける術はないだろう。それでは「情報処理の認識主体は神経回路網自身である」とすれば，この論争に終止符を打つことができるのだろうか。このあたりの問題はさらに哲学論争をよぶことになり，本書の範囲を逸脱することになるので，これ以上深入りすることはしない。筆者なりの考え方を7章に述べているので，興味ある読者は参考にしていただきたい。ただ認識主体が神経回路網であるとするためには，神経回路網は**メタ認識機能**を内包する必要があるだろう。その理由は，先ほどの「かみわざ」を振り返って，自分で考えていただきたい。

6 脳研究のメソドロジー

　脳の働きは千差万別であるから，その研究方法も多岐に渡らざるを得ないのが現状である。その中には過去の研究推進に有効であったものや，今後有力視されている方法までさまざまなものがあるが，これを編年的に記述してみてもあまり有意義であるとは思えない。そこで本章では，脳を構成する階層（レベル）ごとに研究法をまとめ，その長所と短所を分析しながら紹介することにしよう。

分子レベルの研究法

　現代の分子生物学が，遺伝の仕組みと細胞の機能を次々と解き明かしてきたことは周知の事実である。ニューロンの機能についてもその例外ではない。これらの研究に従事する人たちに共通する認識とは，細胞の機能は，物質（生体高分子）の化学反応（酵素反応・チャンネル反応）に還元できるという考え方である。この方法は，脳の研究にももちろん有効であった。現にその成果は膨大なものとなり，今日では神経生物学とよばれる巨大な研究分野を形成している。

▶ 微量物質を追う

　初期の頃の神経細胞の分子研究は，脳をすり潰して物質を抽出し，同定するところから話が始まった。細胞分画技術と微量分析技術が進んだ現在では，必ずしも全脳をすり潰す必要はなく，シナプスだけに限定した物質を追い求めることもできるようになった。細胞をホモゲナイザーですり潰して遠心器

にかけると，ごくわずかな比重の差があるだけで，その細胞小器官を他の成分から分離分画することができる．また特殊な界面活性剤を利用すると，細胞膜だけをうまく分離できるので，チャンネル分子の精製にも役立つ．

微量物質の検出技術は，かつての $\mu g\,(10^{-6}g)$ のオーダーから，$pg\,(10^{-12}g)$・$fg\,(10^{-15}g)$ のオーダーへと進歩している．現在もっとも鋭敏な検出方法は，抗原―抗体反応を利用したものである．まず検出目標となる物質を抗原として，それに対する抗体をウサギやラットの体内で生産する．この抗体は目標物質を抗原であると認識し，抗原―抗体反応を起こして凝集するので，物質1分子がタンパク質の大きな塊となって，その後の測定がきわめて容易になるのである．

伝達物質の脳内分布なども，次第に明らかにされてきた．脳のそれぞれの領域を切り取って微量分析を行う場合もあるが，最近では**モノクロナル抗体染色法**を使えば，1つのニューロン内に存在する物質の分布を突き止められるようになっている．抗原―抗体反応を起こした部分を染色して顕微鏡で観察すれば，脳のどの領域に，あるいはニューロンのどの部分にその物質が存在しているかを確認することができる．

▶ **分子形態を追う**

タンパク分子の微細形態は機能と直接関わりをもっているので，構造解析は分子生物学の重要なテーマである．神経系では，ニューロン特有の分子機能としては，情報伝達に関与するイオンチャンネルの形態がもっともよく研究されている．アセチルコリン・レセプターは，5個のサブユニットが集まってチャンネルを構成している．各サブユニットのM2部の α-ヘリックス（2次構造）が，チャンネルの穴の部分を向いていると推定されており，この部分のアミノ酸配列がイオンの選択的透過性を決定しているらしい（図3-4参照）．また α-ヘリックス以外の細胞外部に出ている部分が，伝達物質と結合する特異的な形を形成している．このようなアミノ酸配列から推定されたチャンネル構造は，X線を使った構造解析の結果とうまく一致している．

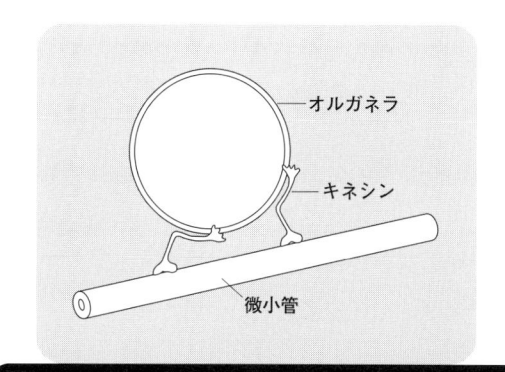

図6-1　キネシン分子の物質輸送(Hirokawa et al., 1989[1])

　その他にも，ニューロン固有の生体高分子の構造が，何種類か明らかにされている。軸索内部の物質輸送に関係しているキネシンもその一つである。オルガネラとよばれる膜の袋と微小管との間に，キネシン分子が橋渡しのように結合している電子顕微鏡写真が撮られている。ちょうど運動会のだるまリレーのように，微小管に沿ってオルガネラを輸送していくと想定されている（**図6-1**参照）。

▶ **分子機能を追う**

　分子構造が決定されることと，機能を解明することとはけっして無関係ではない。いったんDNAの塩基配列が決定されてアミノ酸構造が解明されてしまうと，今度は遺伝子工学の技法を利用して，多面的な機能解析ができるようになる。たとえば発生卵の中に，イオン・チャンネルの生産に関わっているc-DNAやm-RNAを注入すれば，細胞膜にそのイオン・チャンネルが形成されるので，他種のイオン・チャンネルに影響されずに生理学的研究が行える。

　ポイント・ミューテーション，つまり遺伝子の一部（結局アミノ酸の一部）だけ変化したものを作ることも容易になる。ノックアウト・マウスはこのようにして作られる。こうやって欠陥遺伝子から意図的に欠陥タンパク質をこしらえることができるようになると，アミノ酸配列のどの部分の欠陥が致命的であるかがわかるようになった。そして逆に，本来ならどの位置にあるべ

きアミノ酸が、どんな機能に関係していたかを明らかにすることができるのである。チャンネルの機能部位も、このような技法で解明された例が多い。

今日では、セカンド・メッセンジャー系を含めて信号伝達に関係する物質だけではなく、ニューロンの発生や成長そして細胞死に関与している物質と、その機能が次々と明らかにされてきている。また特定の神経疾患に関わる遺伝子を同定する研究も進められ、現時点では難病とされているものでも、将来は遺伝子治療に結び付く可能性が高いと思われる。

▶ 学習や記憶に結び付く長期的変化を追う

学習や記憶の獲得のためには、シナプスの変化が重要であるという仮説が立てられているが、それを実証するためには、分子レベルで長期的変化が起こっていることが証明されなければならない。ニューロンの可塑性が本格的に分子レベルで研究され始めたのは、海馬の**長期増強**（図6-2）[2]と、下等動物の非連合性学習のプロセスであった。これらの一連の研究の中で、伝達物質の放出量の一時的変化やシナプスの伝達効率の変化などが明かにされたが、学習や記憶などの長期的スパンに対応するニューロンのメカニズムとして、遺伝子発現をコントロールしている分子機構が存在していることも、徐々にわかってきている。

さらに高次な学習機能の分子メカニズムの研究も進められているが、特定の物質と現象との間の因果関係を証明するのは、大変難しいことである。物質の欠損によって学習成績が低下したとしても、その物質の投与によって学習に変化が起こったとしても、その物質が学習を司っているという証拠にはならない。あまりにも多くの物質が細胞内部で相互作用しており、どこかの国の内閣のように、たくさんの利害関係が錯綜して誰が真の政策推進者なのか、皆目検討がつかない場合がある。

現時点での生化学的研究のもう一つの欠陥は、測定の継時性に欠けることである。生化学的測定のためには生身の材料が必要である。とくに学習に伴うニューロンの変化を調べる場合には、当のニューロンを摘出してしまえば、

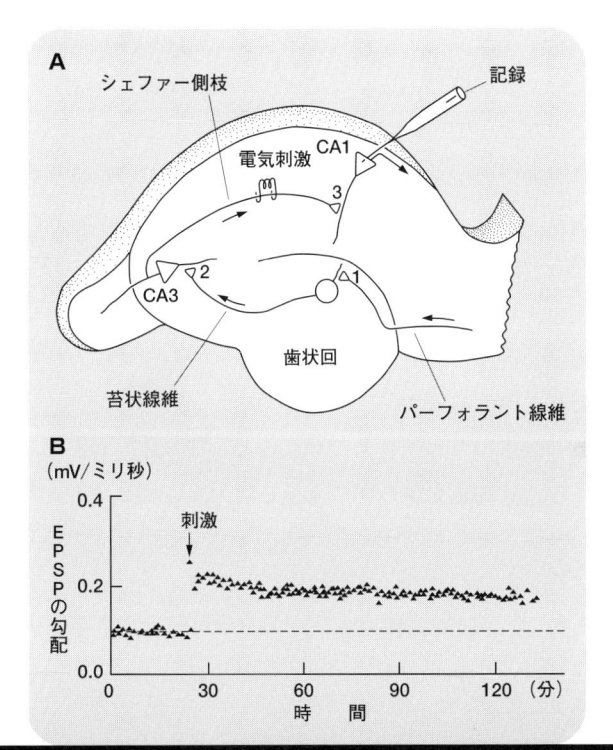

図6-2 海馬における長期増強（LTP）（Nicoll et al., 1988 [2]）
A：海馬内部の主要回路，B：シェファー側枝を高頻度で刺激すると（テタヌス刺激），その後2時間以上にわたってCA1ニューロンのEPSPが大きくなる。

神経系はもはや元の状態をとどめていない。この欠点を改善するために，別の時間に別のニューロンあるいは別の個体から，サンプルを採集することになる。ショウジョウバエなどを使った学習実験は，学習した個体と学習しなかった個体との比率で，学習経過を説明する便法が使われている。

ニューロンレベルの研究法

▶ **細胞内電位記録法**

神経細胞にはマイナスの膜電位が存在することや，シナプス電位・活動電位が，中枢神経系の情報伝達の主役であることを解明できたのは，1個の神

経細胞や軸索に微小なガラス管電極を刺して，細胞内の電位活動を記録する方法が開発されたためである。ホジキンらの初期の研究には，直径が 0.5mm もあるイカの巨大軸索が使用されたため，この軸索の内部に電極を挿入するのは容易であった。軸索の両端からガラス電極を挿入して軸索断面の開口部を封入することで，細胞内部のイオン環境を保ちながら電位を記録できる。しかも一方の電極から溶液を流し，他方からその溶液を吸引すれば，細胞内部のイオン組成を自由に変えることができる。もちろん細胞外のイオン組成を変化させることも容易である。膜電位の方程式は，このような実験から導き出されたのである。

しかし中枢神経系のニューロンともなると，細胞体の大きさはせいぜい数 10 μm であるので，細胞を壊さずに電極を刺入することは大変難しい。そこで特殊なガラス管を高熱下で引っ張って，先端が 1 ミクロン以下のピペットを作ることになる。このピペットにナトリウムイオンやカリウムイオンなどの溶液を満たして，1 個の神経細胞に突き刺すのである。この方法によってエックルスたちは，シナプス電位による情報伝達のメカニズムをつきとめたのである（**図 3-7** 参照）。

記録用増幅器のブリッジ回路をうまく設計すれば，電位記録をするのと同時に，同じ電極から電流を細胞内に流すこともできる。人為的に膜電位を脱分極させることによって活動電位を発生させたり，過分極通電によって活動電位の生成を抑制することもできるので，シナプス伝達のメカニズムを解析することが容易である。

電位固定法（voltage clamp）も，細胞内記録の一形態である。フィードバック回路を利用して，膜電位を瞬時にあるレベルに固定させると，その膜電位に応じてイオンの流れ（イオン電流）が生じるので，ニューロンの内外に出入りするイオンの動態を解析するのに役立っている。アゴニストやアンタゴニスト，その他の神経毒をうまく組み合わせれば，特定のチャンネルだけが働いている状況を作ることができるので，特定のチャンネルのイオン透過性の変化を調べることができる。

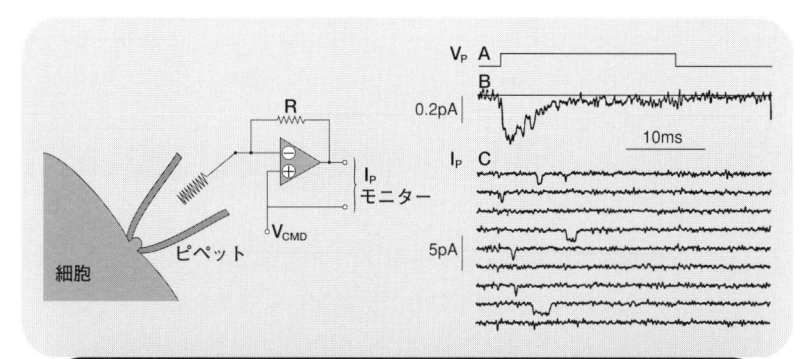

図6-3 左：単一チャンネルからの記録法，右：通電刺激（A）によって観察される単一チャンネル電流（C）とその加算平均（B）(Sigworth & Neher, 1980 (3))

　1980年代に入って，細胞膜上の1個のチャンネルの活動をモニターする方法が考案された (3)。記録電極を膜に押し当てた状態で吸引すると，電極の先端部に膜の一部がくっついてくる。この部分にうまくチャンネルが納まっていれば，1つのチャンネルの性質を解析することができるようになる（**図6-3**）。この操作をうまく行えば，膜を裏表逆にすることも可能である。これらの方法を**パッチ・クランプ**法とよんでいる。またこの膜を引きちぎらずに，ニューロン全体から記録する方法がある。この場合は通常の細胞内記録と似た環境で測定ができる。

▶ 細胞形態の組織学的研究

　神経細胞の形態学的な研究であるが，単に肉眼視のレベルから電子顕微鏡のレベルまでの形態を調べるだけでなく，その技法を応用すれば神経回路の配線も解明することができる。また抗体染色法などの特殊な技法を用いれば，細胞内に存在している特定の物質の有無を明らかにすることもできる。

　細胞染色の技術がいろいろと開発されるようになった19世紀に，ニューロンを染色する方法も考案された。銀イオンが細胞骨格を形成するフィラメントと親和性をもつことを利用したゴルジ染色によって，樹状突起を張り巡らしたニューロンの形態が初めて明らかにされた（**図1-9**参照）。細胞核の

近くにある微小器官を特異的に染めることができるニッスル染色法は，皮質内部のニューロンの分布を調べるのに役立つので，現在でも広く用いられている。ブロードマンを初めとする解剖学者が皮質の区分をした基準は，これらの染色技法を手がかりとして明らかになった**細胞構築**（cyto-architecture）上の違いによっていたのである。

　ニューロンの3次元の形態学的な特徴は，情報の伝達特性に大きな影響を与えるために，大変重用視されている。樹状突起は誕生後も成長を続け，次第に枝分かれの数も増えていく。成体のニューロンでは，細胞体の大きさは数 10μm 以下であるのに，樹状突起の空間的広がりは容積にして細胞体の1,000倍以上にもなる。成育環境の違いで樹状突起の広がり方も変化する。シナプスの変化が学習に関係しているので，シナプスの可塑的な形態変化の研究も注目されている。

　前述のようにモノクロナル抗体法を利用すれば，細胞の中の特定の部位に存在するきわめて微量の特定物質を識別することができる。これに適当な発色分子を結合させて顕微鏡下で観察すれば，どの細胞にどんな物質が含まれているのかが一目瞭然となるのである。物質の研究と形態の研究が統合された成果である。特定の物質は特定の機能と結び付くから，形態的な手法から機能を類推するという研究が成り立つのである。

　しかし形態学的情報というのは時間的に固定されたものであるので，残念ながら時間軸に即したダイナミズムに関する情報は限られてしまう。この欠点を克服するための技法も，いろいろと開発されている。特定の時間・局面に脳を取り出して，その瞬間の細胞形態を調べることはできる。こうして次々と時間や状況を変えてサンプリングを行えば，形態の一般的な経時変化を追いかけることがある程度は可能である。しかし厳密にいえば，これは同じ細胞の変化をみているわけではない。サンプリングが終わったときにその細胞は死んでいるのであるから，次には別の細胞をとってこなけらばならない。連続的な変化を証明することは，なかなか難しいのである。

　最近は位相差顕微鏡や干渉顕微鏡などの応用によって，生きたままの細胞

の形態変化を連続的に観察できるようになってきた。あるニューロンの軸索終末部が、別のニューロンとシナプス結合を作ろうとして培養液の中をあちこちさまよっているのをみるのは、シナプスのダイナミックな変動を知ることができて、なかなか感動的である。しかしこの手法も光が細胞を透過できるような条件下でのみ使えるのであって、ニューロンがぎっしり詰まっている中枢神経系にただちに応用できるわけではない。

　電圧感受性の染料、つまり電位によって色が変わる物質を細胞内に取り込ませて、ニューロンの電位変化を顕微鏡下で観察できるようになった。ニューロンの生理学的活動を、組織学的変化として解析する新しい測定法である。どれくらいの数のニューロンの活動をどれくらいの時間記録できるかは、顕微鏡像を受け取る感光素子の解像度と、それに直結しているコンピュータの処理速度およびメモリー容量に依存している。

システムレベルの研究法

　脳の機能は、その構成要素（つまりニューロン）の相互作用によって説明できるという考え方がある。この考え方に従うと、脳というシステムの構造と、その中のニューロンの活動状況を両方とも解析しないと、脳機能を理解するに至らないのである。このような概念（あるいは信念）にもとづいた研究分野を、今日では**システム生理学**あるいは**システム神経科学**とよんでいる。ニューロン間の相互作用と統御機構の研究は、さらに上のレベルを目指せば、次節の全脳主義的立場と融合することになる。

　しかしシステム神経科学の研究は、ある日急に始まったわけではない。長い年月をかけた解剖学と生理学の研究が基礎となって、次第にこのような概念に統合されてきたのである。本節ではまず、さまざまな研究分野で独自に行われてきた、神経回路を解き明かす手法について述べることにする。そしてそのあと、この神経回路を背景として活動するニューロンの発火パターンを解析する研究を紹介しよう。

▶ 神経回路の解明

　テレビやコンピュータの機能が，その部品の配置・配線で決まっているように，脳の機能も回路の構造ですべてが決まっているので，その配線を全部調べれば脳の機能が明らかになるという考え方がある。このようなハードウェア重視の考え方は，けっして解剖学者や生理学者だけがもっているのではない。脳の理論家や工学者にも，この考え方を支持する人は多い。しかし現実には1,000億以上のニューロンの形成する回路など，調べ尽くすことはできるはずがない。そこで現実的な人たちは，すべての回路を解明できないのなら，大まかな回路だけでも調べて脳機能の1次近似を出そうと考えた。現在までの回路の研究は，このような見通しの中で行われている。

　しかし，そもそも回路のすべてを調べ尽くす必要などない，という考え方も存在しているのである。脳の計算理論を確立したマーは，人工知能における問題解決のプロセスは3つの階層性をもっており，上位のアルゴリズムは下位の計算機の構造から独立していることを論じた[4]。これが脳にも当てはまるとしたら，脳は全体を統括する大まかな構造さえあれば，細かな神経回路網などどうあってもよいことになるだろう。

　この2つの考え方の当否はさておくとして，大まかな神経回路の構造さえもわからなければ，脳の機能を論じることができないのは当然である。そこでまず，長い年月をかけて培われてきた神経回路を解析する技法を，代表的なものに絞って紹介することにしよう。

▶ 組織学的アプローチ

　神経回路を決定する鍵は，軸索を始まりの部分から終末の部分まで追い求めることにあるが，何百億とある軸索の中の特定の1本を調べることなど不可能である。そこで自分が関心をもっている軸索に，何らかの目印をつけることが要求される。ニューロンは死亡すると軸索部分も変性を起こし，顕微鏡下で観察すると特徴的な変化がみられる。変性を起こした軸索をたどっていけば，そのニューロンが投射している場所を突き止めることができる。脳

のある領域を人為的に破壊すると，その部位のニューロンは大量に死滅し軸索変性を起こす．後は軸索終末の部分に変性を起こしている脳領域を調べれば，中間部分を省略してもニューロンの投射様式はわかるのである．

　西洋ワサビの過酸化酵素（**HRP**：Horseradish Peroxidase）は，神経系に注入すると軸索末端部から取り込まれて，軸索を逆行輸送されて細胞体に到達するという性質がある．逆行性の軸索輸送は比較的ゆっくりとしているので，HRPを注入してから数日後に脳を取り出して切片を作成し，そこに過酸化水素と染料を入れて酵素反応させると，HRPを含んだ細胞体の部分が染色される．こうして，ある特定の領域に投射しているニューロンの分布を調べることができるのである (5)．HRPはある程度順行輸送もされるので，酵素反応をして発色している軸索末端部を探せば，ニューロンが投射している部位もわかることになる．HRPの注入量をきわめて限定されたものにすれば，細胞内部にHRPを取り込むニューロンの数も限定され，比較的細かな神経回路を追い求めることもできる．

　軸索の順行性輸送や逆行性輸送の性質を利用して，HRPの他にもさまざまな物質がトレーサーとして使われている．金イオンなどの重金属を担体に軸索輸送させると，金属粒子が存在している部分の電子顕微鏡の鮮明な画像が得られる．また最近では，ニューロンの伝導路に沿って次々と感染を広げていくという性質をもった，ヘルペスウィルスを使って神経回路を調べる研究も進められている．ある領域にヘルペスウィルスを注入すると，その部位のニューロンが感染してウィルスが細胞内に入り込む．このウィルスは軸索末端にたどり着くと，そこでシナプス結合しているニューロンに感染を広げる．このウィルスに特異的に働く抗体を作用させ染色すれば，顕微鏡下で感染経路が明らかになるのである．こうして2段階・3段階のシナプス結合をもった神経回路を明らかにする実験も行われている．

　モノクロナル抗体染色法を利用すれば，特定の伝達物質をもっているニューロンの回路を調べることもできる．モノクロナル抗体染色法は，その物質を含む細胞体を染めるだけではなく，シナプス終末部も染色することができ

るので，投射経路の情報を得ることができる。中枢神経系におけるアセチルコリン作動性ニューロンやドーパミン・ノルアドレナリン・セロトニン作動性ニューロンなどは，きわめて限局された領域内部に細胞体をもっている。しかしその軸索は大脳皮質に広範にまたがっており，このような伝達物質をもつ広域投射系の実体を明らかにすることができた。

▶ 生理学的アプローチ

　生理学的な実験方法によっても，神経回路を明らかにすることができる。あるニューロンがどの領域に投射しているかということを知りたければ，まずそのニューロンから細胞内電位の記録を行い，ターゲットと想定される領域を電気刺激してやればよい。もしも軸索がその領域に到達していれば，電気刺激によって活動電位が発生し，その活動電位は逆行性に軸索をさかのぼり，細胞体に**逆行性スパイク**を生じることになる（図6-4）。シナプスを通じて細胞体に生じる通常の活動電位（**順行性スパイク**）は，なだらかな立上りのシナプス電位が先行しているのに対して，この逆行性スパイクはいきなり活動電位が立ち上がるのが特徴である。この逆行性スパイクを検出することで，そのニューロンがどの領域に，どれくらいの時間遅れを伴って活動電位を伝えているのかがわかる[6]。

　時には異なる2つの領域の電気刺激によって，同じ逆行性スパイクが発生することがある。この場合は軸索が途中で枝分かれして，別々の領域に投射していると想定できる。この2つの領域の電気刺激のタイミングをうまく調整すると，軸索の伝導速度と，どこで枝分かれが起こっているかということも計算できるのである。

　今度は，あるニューロンがどの領域からシナプス入力を受けているか，ということを調べる実験を紹介しよう。先ほどと同じくあるニューロンから細胞内電位の記録を行い，入力先だと想定される領域を電気刺激してみる。この刺激によって短潜時にEPSPやIPSPが発生すれば，そこには直接的な（単シナプス性の）結合がある，と結論づけることができる。中間にもう一つニ

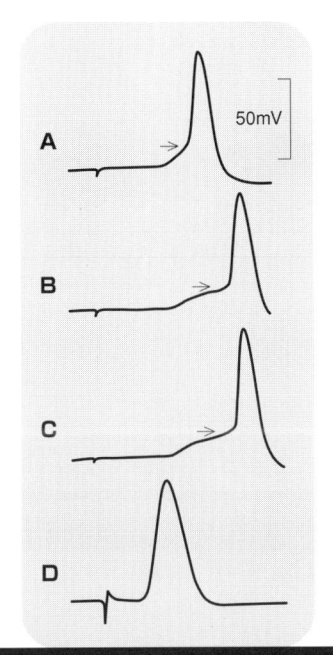

図6-4　電気刺激による活動電位の変化（Eccles, 1955 [6]）

A～C：順行性活動電位にはEPSPが先行しているが，Dの逆行性活動電位は静止レベルからいきなり立ち上がる。

ューロンが存在して，間接的に（2シナプス性に）両領域がつながっている可能性も残されているが，シナプス伝達の性質を利用して刺激をうまく調節すれば，どちらのタイプの結合かがわかるようになっている。

このように，あるニューロンから細胞内電位の記録を行い，その周辺の領域を手当りしだい電気刺激すれば，逆行性スパイクが発生すれば軸索の行方がわかり，シナプス電位が発生すれば入力先がわかるのである。もちろんこの方法によると，電気刺激は多数のニューロンや軸索を駆動することになり，いかに刺激電流を弱めてみたところで，特定のニューロンから特定のニューロンへという1対1の入出力関係は解明できない。しかしニューロンが規則正しく配列されている小脳では，この解析方法が大いに役立ち，図6-5のようにその回路網が調べ尽くされている [7]。図2-14の解剖学的な回路図と比

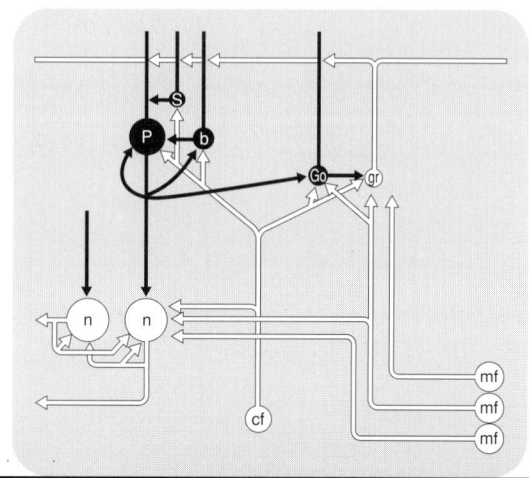

図6-5 電気生理学的に明らかにされた小脳皮質の神経回路網
（Mountcastle, 1980 (7)）

黒抜きのニューロンは抑制性（P：プルキンエ細胞, s：星状細胞, b：バスケット細胞, Go：ゴルジ細胞, gr：顆粒細胞, n：小脳核細胞, cf：登上線維, mf：苔状線維）。

較すれば，小脳の全貌がよくわかる。

　生理学的な方法と組織学的な方法を組み合わせて，神経回路を解析する技法も開発されている。あるニューロンから細胞内記録を行い，そのニューロンの入出力関係を調べてから，細胞内部に色素（あるいはHRPのように後で発色反応をする酵素）を注入する。それを顕微鏡下で観察すると，ある特定の入出力関係をもったニューロンの形態的特徴が明らかになるだけではなく，色素で染まった軸索をたどることで，そのニューロンのターゲットとなる領域を調べることができる。

　図4-7で示した軸索分枝の様子は，このような手法で解析された。外側膝状体を電気刺激することによってこのニューロン・タイプを同定してから，細胞内にHRPを注入して，後日発色している軸索をトレースしたものである。このようにニューロンの機能的役割を調べた上で，組織学的検証を加えることができるのである。

▶ 単一ニューロンの記録

今までに述べてきた神経回路解明の試みは，どちらかというとハードウェア指向の研究法である。しかし小脳の回路がほとんど解明され尽くした1970年頃になっても，依然として小脳の機能は不明なままであった。回路がわかっても機能はわからないという，漫然とした限界を多くの研究者が感じ始めた。一方1960年代の中頃から，覚醒したままの動物から単一ニューロン（ユニット）活動を記録する方法（single-unit recording）が開発され[8]，認知の過程や行動発現のためには，どの領域のニューロンがどのように使われているのか，学習や記憶を支えるためにはどのような変化がニューロンに生じているのか，という問題を解析できるようになった。つまりソフトウェアの解明がより重要だと認識されるようになってきたのである。

単一ニューロン活動の記録には，実験操作がより簡単でかつ長時間連続して記録できる細胞外記録法が用いられる。細胞内記録のためには，直径が数10 μm以下の細胞体内部に電極の先端を保持しなければならないが，覚醒して動いている動物からこのような記録を続けることはきわめて難しい。細胞外記録法とは，1個のニューロンの近傍から活動電位を誘導記録する方法である。活動電位の大きさは，細胞内部から導出する場合に比べて100分の1程度に減衰するが，記録が安定して続けられるという長所は大きい。

細胞外記録用の電極は，白金イリジウムやステンレス・タングステンなどの金属を，直径0.5mmくらいの針金状にしたのち，電解研磨によって先端部分を非常に鋭利に尖らせて作成する。そして全体を特殊な塗料やガラス膜で絶縁し，先端のわずかな部分（数μmから数10 μm）だけが露出するようにしておくと，信号はこの部分からのみ導出される。この金属電極は非常に硬く，脳を覆っている硬膜の上からでも脳内に刺入できるので，毎日ニューロンの記録を行うことができるようになる[9]。このような手法を慢性記録法という（図6-6上段）。実験のたびにいちいち細かな手術をする必要もなく，しかも麻酔下でも無麻酔覚醒下でも同じように記録を繰返し行えるので，研究の効率が格段によくなった。

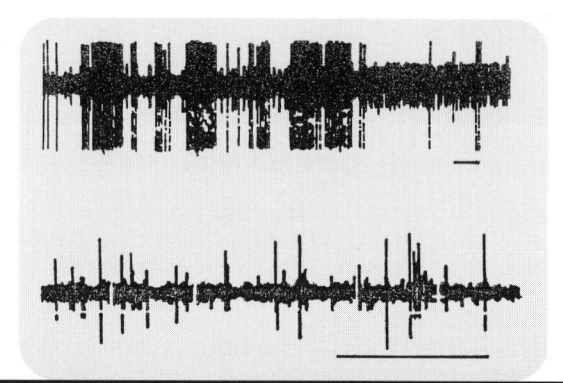

図6-6 上段：先端の細い金属電極を使用して記録された単一ニューロン活動
下段：太い電極を用いたマルチニューロン記録（Matsumura [10]）

上段：同じ振幅のスパイクが2種類，つまり2個のニューロン活動が記録されている。
下段：振幅も波形も異なったスパイク電位がたくさん記録されている。横線はどちらも0.5秒。

　電極の先端をやや太くすると，振幅も波形も異なったたくさんのニューロン活動を同時に記録することができる（同下段）。このような記録法を，マルチ・ニューロン（ユニット）記録法（multi-unit recording）とよんでいる。この中から波形の特徴を抽出して，特定のニューロンの活動だけを分離することもできる。この作業をうまく行うと，一度に複数の単一ニューロン活動が記録できることになる。このタイプの電極は，慢性的に脳内に埋め込むこともできるので，何日にもわたる連続した活動を記録することが可能で，学習に伴う長期的な変化を解析する研究に利用されることがある。
　こうして記録された単一ニューロン活動は，試行ごとの変動要因を排除するために，数回から数十回の試行分の加算を行うのが通常である。加算平均の結果を時間ヒストグラムとして表示したものが，そのニューロンの活動パターンを表現することになる。このヒストグラムの刺激提示からの潜時や，反応の大きさ・総活動量などを計測することにより，ニューロンの応答特性が解析されるのである（図6-7）。
　単一ニューロン活動の研究で明らかにされた事実は非常に多く，本ライブ

|128

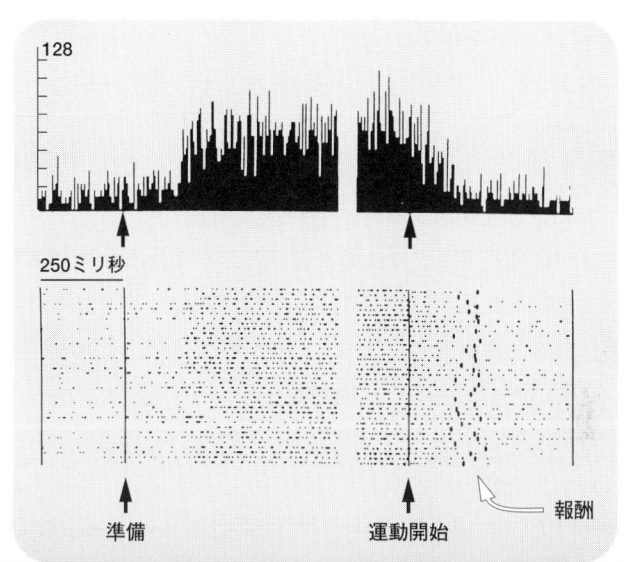

図6-7 一試行中の単一ニューロン活動（下段のドット表示）と，何度も試行を繰り返してその間の活動を加算したヒストグラム（上段）
(Wise, 1985 (11))

ラリの続刊の中でその詳細が紹介されるだろう。その代表的なものだけをここに列挙してみる。第1次視覚野のニューロンが視覚刺激の方位・方向の選択性をもっていること (12) や，側頭葉のニューロンにはもっと複雑な形を認識できるものがあること，人の顔に応答するニューロンがあること (13) がわかってきたのも，この方法によるのである。運動野では，筋肉の収縮に先立ってニューロン活動が始まり，運動の方向・速度・力をコントロールしている (14)。記憶に関係したニューロン活動が，前頭葉や海馬に存在している (15, 16) ことも，同様の実験によって明らかにされた。

特殊なガラスピペット型電極を使用すれば，単一ニューロン活動の記録と同時に，何種類かの薬物をそのニューロン周辺に微量投与することができるようになる。この方法を慢性実験に応用することによって，特定の行動局面におけるニューロンの活動パターンの形成に，どんな伝達物質が関与しているのかが明らかにされた。たとえば運動野のニューロンが特定の方向に対し

て選択性をもつのは,GABAによる相反抑制のメカニズムが皮質内部に存在するからである(17)。また短期記憶中に活動するニューロンの発火パターンは,ドーパミンによってコントロールされていることも明らかにされている(18)。

▶ 複数ニューロンの相関解析

ニューロン活動はさまざまな要因により修飾を受けるため,基本的には諸事象との厳密な因果関係がみえにくく,それゆえ統計的な処理をとおして解釈する必要がある。運動野のニューロンが活動すれば,必ず筋肉の収縮が起こるとは限らないので,何度も試行を繰り返して平均的な反応を調べることになる。

単一ニューロン活動の解析が進んで,いろいろな領域に特徴のある活動が見つかってくると,1つのニューロンに1つ(あるいは複数)の機能があるという考え方が起こってきたが(1章参照),現在ではその領域を構成している神経回路網が,機能的役割を担っているとされている(4章「グループ・コーディング説」「スパース・コーディング説」参照)。

そこで2個以上のニューロン活動を同時に記録し,相互の影響を計算しながら,どのように情報が流れていくかを知ろうという研究が始まった。2つのニューロンの同時記録にはいくつかの技法があるが,細胞内記録と細胞外記録を同時に行って,**スパイク・トリガー**加算法を使うと直接2つのニューロン間のシナプス結合が明らかになる(図6-8中段)(19)。しかしこの方法は,細胞内記録の難しさから長時間の解析が難しいとされているので,次の**相関解析法**が用いられることが多い(20)。

2つのニューロンAB間に興奮性のシナプス結合があると,Aのニューロンが活動電位を発生した直後に,Bのニューロンが活動電位を発生する確率が高まることになる。この2つのニューロンの活動電位の時系列より,相互相関を計算することができて,両者の結合関係を類推することが可能である(図6-8下段)。ニューロンAが活動電位を発生したとき(時間0),直後に相互相関のピークが検出されれば,両者には単シナプス結合があることがわか

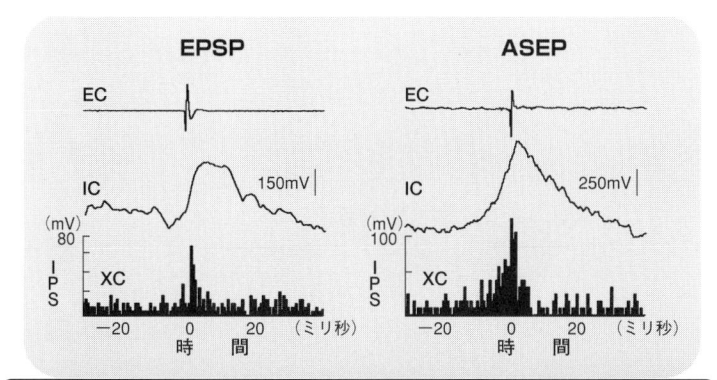

図6-8 スパイク・トリガー加算法（中段）と相互相関法（下段）によるシナプス結合の解析 (Matsumura et al., 1996 [21])

スパイクトリガー加算法は，短時間でシナプス電位を検出できるが，記録が難しい．相互相関法は感度が低いため，長時間の記録が必要となる．

る[21]。そのときのシナプス電位の時間経過と，相互相関の時間経過の対応も解析されている。またこの時系列を2次元表示することによって，3個のニューロン間の関係をより直感的に理解することができる（**図6-9**）。この時系列解析により，両者のシナプス結合がわかるだけでなく，両者が同時に活動電位を発生しているか（同期現象），別々に活動しているか（脱同期）も知ることができる。

今日では，各感覚情報処理過程の中にも分業体制があり，色や形・空間情報などは別々に並行して処理されていることが知られている。しかし私たちがこれらの個別の特徴を分析したあとで1個の対象であると認識するためには，これらの情報がまた1つに合流しなければならない。これが4章で述べた結合問題である。この結合のために同期現象が利用されているという説があり，多ニューロンの同時記録によって，この説の信憑性が検証されようとしている。

最近では，たくさんのニューロン活動を同時に記録することの重要性が認識され，**多チャンネル同時記録電極**が開発されるようになってきた（**図6-**

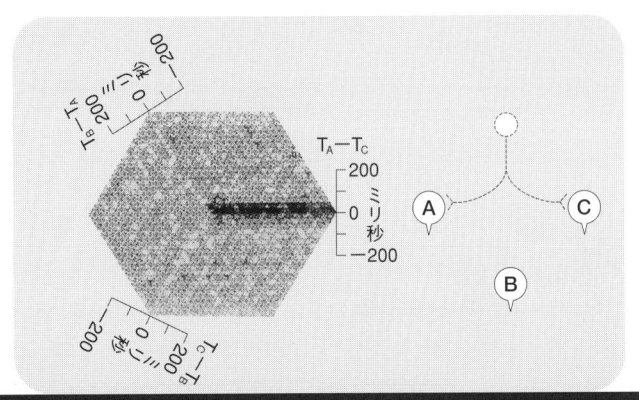

図6-9 相互相関の2次元表示法（Abeles, 1982[22]）

3個のニューロン（右図A，B，C）から同時に活動電位を記録し，その時系列のドットパターンを互いに120°の角度で重ねると，3個のニューロン間のシナプス結合がわかる。この場合には，AとCには共通した入力が存在し，Bの活動は独立している。

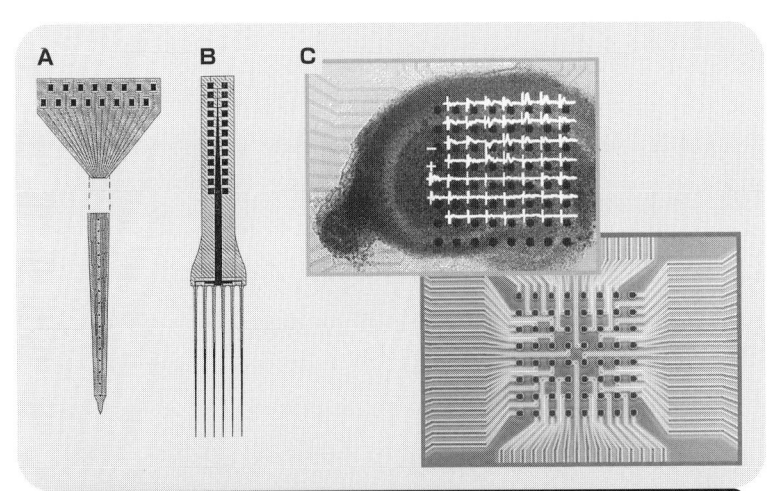

図6-10 さまざまな用途に応じて開発された多チャンネル同時記録用電極（A，Bはミシガン大学提供，Cは松下電器提供）

A：16チャンネル型針電極。B：フォーク型針電極（各4チャンネル合計24チャンネル）。C：平面配列型電極。この電極の上に脳のスライス切片を置いて，培養液の中で記録を行う。

10）．また電圧の変化によって色が変わる色素を組織内に注入することで，多数のニューロンの活動電位の発生状況を，顕微鏡下で観察することができるようになった．このような実験は，スライス標本だけではなくすでに大脳皮質にも応用されている．

しかし当然のことながら，この多点同時記録には問題点もある．私たち脳の情報処理機構は並列処理であるとされているが，問題を筋道立てて理解しようとする場合には，論理の糸をたどるように直列化した思考方式が要求される．つまり私たちの頭は，残念ながら1つのことしか一時には理解できないのである．この多チャンネル記録によって得られた同時多発的な現象を理解するためには，理解可能な程度まで現象を統合化（単純化）する必要がある．このアルゴリズムはまだ見つかっていない．

▶ 単純化されたシステムの研究

ニューロン活動にまといつくうっとうしい相互作用をこの際ばっさりと断ち切って，単離されたニューロンの性質を調べようという研究がある．たとえばスライス標本や培養されたニューロンを使えば，他からの影響を受けることなくそのニューロン本来のもつ機能を調べることができる．**スライス標本**というのは，生きている動物の脳を0.1～1.0 mmくらいの厚みにして切り出したものである．培養液に浸して酸素も栄養も十分に供給してやると，1日くらいは細胞が生きながらえているのである．

また培養細胞というのは，特殊な酵素を使っていったんバラバラにした細胞を，培地に蒔いて生育させたものである．こうするとニューロンは軸索を伸ばして，近くのニューロンとシナプスを形成するようになる．このような環境下では，ニューロンは単に活かされているだけではなくて，シナプス電位や活動電位を発生させて，ニューロンとしての機能を十分に維持することがわかってきた．しかし神経系の機能の本質が相互作用にあるものだとしたら，このような単離標本から得られる情報は，本質的なものではないことになるだろう．最後には元どおり組み立てた神経系の実験が必要になる．

単離エレメントを使ってシステムを単純化しても，先ほども述べたように根元的な問題点が残ることにはかわりがない。それよりもあくまでも神経系全体を扱いながら，システムそのものが単純な系で実験したほうがよいのではないかというのが，下等動物を扱う研究者の言い分である。この考え方に従って画期的な成果をあげたのが，軟体動物のアメフラシを用いた学習の神経機構の研究であった。

学習の中でももっとも単純なものとされる**慣れ**（habituation）や**感作**（sensitization）は，**非連合学習**（non-associative learning）としてアメフラシのような下等動物にもみられるものである。同じ刺激を繰返し与えていると，それに対する反応が減弱してくる。これを慣れとよび，環境に対する動物の適応過程の一部である。アメフラシの神経節はきわめて単純で，感覚ニューロンから運動ニューロンの間には，たった1段階の介在ニューロンしかない。この3段階のニューロンのどこかで，慣れという学習に対応した変化が起こっているのである（**図6-11**）。

アメフラシの神経系は単純ではあるが，一つ一つのニューロンは高等動物よりもかなり大きく，背中から直接観察できるので実験操作がしやすい。シナプス結合をしている2つのニューロンに，記録電極を同時に刺入するのも容易である。実験の結果，シナプス前ニューロンの細胞体部分には変化がな

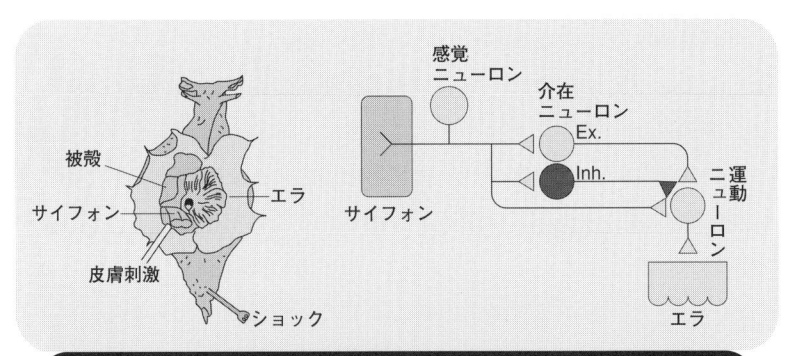

図6-11 軟体動物のアメフラシ（左）と，エラ引っ込め反射を構成する神経回路（右）（Kandel et al., 1995 [24]）

く，シナプス後ニューロンの細胞体にも変化がないことが確かめられ，学習に伴った変化はシナプスで起こっていることが明らかにされたのである[23]。この変化は，終末部のシナプス小胞の数の減少，つまり一度に放出される伝達物質の減少によって引き起こされることも明らかにされた。

　ニューロンが大きいので，分子生物学的手法の導入も容易であり，このシナプス伝達の変化にはセロトニンが関係していることが明らかになった。アメフラシの慣れの過程には，短期的なものと長期的なものとがあることが知られていて，長期的な変化には，セカンド・メッセンジャーを介した細胞内プロセスが関与していることもわかってきた[24]。現在では感作の神経機構も解明されているし，さらに連合学習の一つである**古典条件づけ**（classical conditioning）の神経メカニズムも明らかにされている。

　このように，単純な神経系を利用するメリットが注目されている。しかし下等な動物の神経節が，哺乳類の中枢神経系と同じ役割を果たしているかどうか，どこにも保証がないのである。細胞の総数が少ない生物では，1つの細胞が多くの機能を兼ね備えることがある。大脳新皮質のない下等動物の神経系でも同様のことが起こっていると考えられ，高等動物では専業化している機能を，下位の領域が掛け持ちしている可能性が残されている。また進化の過程で適応が起こり，神経系でもその動物特有の機能が獲得されている可能性が否定できない。同じ視覚イメージが入力されたとしても，私たちが見ている世界と昆虫の複眼が見ている世界とが同じであるかどうか，まったく保証の限りではない。これらのことから，下等動物を使うことが，必ずしもシステムの単純化につながるわけではないことを，一応留保しておく必要があるだろう。

▶ 情報論的立場

　脳の神経回路網のダイナミクスは非常に複雑なので，それを単純化したモデルを使った研究が有効であるケースもあるだろう。カオス的な振舞いをするニューラルネットを解析しようとすれば，とくにコンピュータ・シミュレ

ーションは必須のものとなる。このようなシミュレーション法は，現実の脳機能に関する手がかりを得るために行われるものである。

　脳の基本的機能は情報処理であるということ，そして人間の精神機能は脳で営まれているという考え方に異存がないとすれば，さらに一歩進めて，精神機能は脳の情報処理そのものであるという解釈が成り立つかもしれない。さらに強引な人は，脳で行われている情報処理のプロセスが解明できれば，実際の脳がなくても精神機能を生成できるのではないかと考えている。もしも種々の精神機能を併せたものが「こころ」であるとするならば，それは人工的に「こころ」が合成できるという意味になる。

　この問題に関してはSF小説のほうが随分先行しているが，現実の人工知能研究はまだまだ地味である。人間の処理能力がもつ多様性・融通性を，何とかしてコンピュータにインプリメントするのが目下の課題である。それを記号（シンボル）処理系として実現するか，ニューラルネットとして実現するかの違いはあるが，いずれにしてもコンピュータに少しでも新しい機能を付加しようというアプローチであって，こころを論じる段階に至るには，まだまだ道は遠いといわざるを得ない。しかし認知科学の進展とともに，ミンスキーに端を発した先鋭的な人たちは，現在の人工知能（Artificial Intelligence）に満足しないで，「Artificial Mind」を合言葉として，直接こころに関わる研究を進めようとしている[25]。

　実物の神経回路網が，その機能を発揮するために適切な構造をもっているのと同様に，このような人工的な情報処理のプロセスも，適切な構造をもっている必要がある。「こころ」の情報処理が「意味」を含有しているからには，マーの唱えた情報処理の階層理論とはまた独立に，処理をするニューラルネットにも，処理される情報自体にも，適切な階層的構造が必須であると考えられるのである。

　もしも「こころ」にとって生身の脳などは必要なく，情報処理過程だけが必要なものであると考えるとすると，ブンゲの分類に従えば，これは観念論の現代バージョンになるだろう。しかし「こころ」にとって，抽象的な情報

のプロセスだけではなく，現実の脳という分子構造が伴わなければならないとしたら，これは情報の意味が付加された創発的唯物論であることになる。

他にも，脳の働きにヒントを得て，それを工学的に応用しようという立場の人もいる。このエンジニアたちにとっては，脳はあくまで手本であり，その本質・実態は何であろうと一向に構わないのである。しかしその実益を伴う応用の過程で，思いがけず脳の本質がさらけ出されたり，今後の脳研究の方向性を教示させられるような発見が，今までにもあったし今後もないとはいえない。こういう工学分野の研究者とも情報交換がうまく進めば，脳機能の解明に向けて大きな推進力となるだろう。

非侵襲性測定技法

今まで述べてきた測定法は，中枢神経系すなわちニューロンに直接アプローチするやり方である。これらの方法は，必然的に中枢神経系を露出することによって初めて可能になるものである。したがって，その研究対象のほとんどが実験動物であった。開頭術を施された患者に，これらのアプローチが例外的に用いられることはあっても，それはあくまでも治療の目的に沿ったものでなくてはならない。しかし以下に述べる方法は，生体組織を破壊することなく脳の状態を測定できるものである。これらの方法は，**非侵襲性測定技法**とよばれている。

▶ 脳波計

頭皮上から低周波の電気活動が記録できることがわかったのは，1928年のことである。これが後に**脳波**とよばれるようになった。脳波は脳の内的状態を反映していることが知られている。安静時には比較的遅い α 波が，活発な活動中には速い β 波が出現する。しかし脳波は何百万というニューロン集団の活動の総和として表されるものであるので，個々のニューロンの活動状態にまで立ち入って解析することはできない。α 波や β 波などの特有の波がどのニューロンのどんな活動を表しているのか，そのあたりのメカニ

ズムがわからないと，脳波の意味づけはたいへん難しいのである。

フィールド電位記録法という，脳波よりも領域的に限局した電位を記録する方法もあるが，基本的には脳波と同じニューロンの集団電位である。この場合は，手術によって露出した脳表面に直接電極を置くので，厳密には非侵襲的測定法ではないが，脳波と同じ記録原理であるのでここに含めておくことにする。

脳波はきわめて不規則な波であるが，ある特定の事象に対しては，ニューロンの集団活動を反映して特有の波形を示すことがある。そこでこの事象を何度も繰り返し，その時点で脳波を加算平均すると，不規則な波の中に埋もれていた意味のある信号が取り出せる。このようにして検出された脳波を，**事象関連電位**（event-related potential）または**誘発電位**（evoked potential）という。視覚刺激に応じて記録される電位を視覚誘発電位，聴覚刺激に応じて記録されるものを聴覚誘発電位，運動に先立って記録される電位を運動準備電位などとよんでいる [26]。これらの事象関連電位の脳内分布を表示するトポマッピング（topomapping）もよく利用されている。しかし後述するPETやMRIなどのイメージング技法に比べると，脳波のトポマップはきわめて空間解像度が低い。

▶ 脳磁計

脳波として記録されているものの実体は，皮質内部のシナプス電流を足し合わせたものであると解釈されている。しかし皮質の溝の内部で発生する電位は，表面記録では検出できないことがある。しかし脳の深部に発生するシナプス電流によって電磁場が形成されるので，磁場をうまく利用してこの信号を検出する装置が開発された。これが**脳磁計**（MEG：magneto-encephalography）である。脳波を測定する際には，電極を貼り付ける位置や皮膚との接触抵抗の問題があり，電位の振幅など正確を期すことが難しかった。しかし磁場装置にはこのような制約が少なく，特定の活動を発生している部位を脳波よりは正確に同定できる。

脳波よりもセンサーの数が多く（128チャンネル以上），解析用のソフトウェアを充実させる方向で開発が進められている。脳波よりも正確な測定が可能であるにも関わらず，原理的には脳波と同じくシナプス電流の総和を測定しているのであるから，基本的には脳波と同じ限界があるのもやむをえない。

▶ **形態的イメージング装置**

脳を開けることなく内部の形態を画像情報にしてくれる，高度（そして高価）な装置が医療現場で使用されている。**X線CT**（X線による断層撮像法）は，つい最近までその代表例であった。脳を輪切りの状態で見たり，あるいはそのまま全脳の形で3D表示することができるようにもなった。しかし今日では，**核磁気共鳴**（Nuclear Magnetic Resonance）を利用した，より解像度の高いイメージングの技法（**MRI**）が注目されている（**図6-12**）。

原子核はコマのようなスピン運動をしている。原子核には陽子があるので，その回転運動は磁気モーメントを生じることになる。このスピンしている原子核を静磁場の中に置くと，全部の原子核のスピン方向がそろってしまう。さらに別方向からラジオ波をかけると，スピンの位相までもがそろうようになる。このラジオ波を切ると，スピンが元の状態に戻ろうとして磁気ベクト

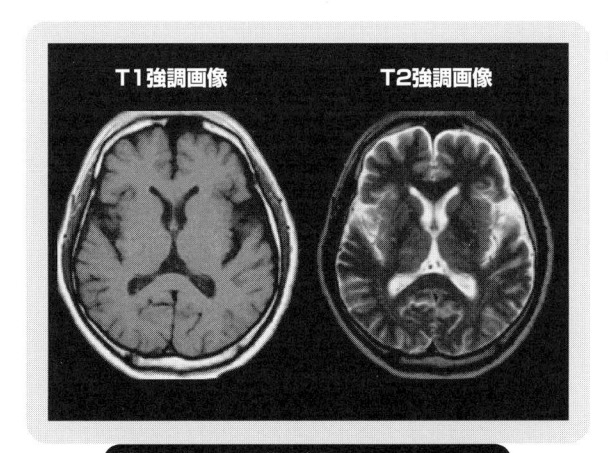

図6-12　MRI画像の例（Kochiyama et al.[28]）

ルが変化する。この磁気信号をアンテナで受信すると誘導電流が検出されるので，その空間分布をコンピュータで再構成したものが，MRI（磁気共鳴イメージング）画像である。MRIの画像は，X線CTよりも高い空間解像度が得られることがわかっている。

　磁気モーメントを検出する方法もいろいろあって，静磁場の方向の磁気モーメントを測定する場合には，T1強調画像が得られる（A）。T1強調画像では，白質由来の信号がもっとも強く，次いで灰白質・髄液の順番に信号レベルが低下する。静磁場と垂直方向の磁気モーメントを測定すると，T2強調画像が得られる（B）。この場合の信号レベルは，髄液・灰白質・白質の順番に低下していく[27]。生体中のあらゆる元素の中でもっとも多く存在する水素原子は，またもっとも大きな検出強度をもっているので，水素原子（プロトン）の分布を画像化できる。これがプロトン強調画像である。

▶ PET

　PETとは，ポジトロン（陽電子）崩壊をγ線センサーを用いて検出する装置である。ポジトロン崩壊をする核種には，^{15}O，^{11}C，^{18}F，^{133}Xeなどが知られているが，半減期が短い（132秒）^{15}Oが扱いやすく，水分子$H_2{}^{15}O$としてよく利用されている。ポジトロンは数mm移動するとまた崩壊し，2本のγ線を直交方向に放出する。このγ線をリング状に配列したセンサーによって検出するのである（図6-13）。ポジトロン1個の崩壊で，2個のセンサーが信号を受けることになる。したがってこれらのセンサーを結んだ直線密度の高い部分が，ポジトロン崩壊の確率の高かった場所になるのである。あとはこれを画像化すればよい。

　脳のある部位が活動すると，ニューロンが働いてエネルギー代謝が活発になる。その結果その部位に送られる血液の量が増えるとされている。そこでエネルギーの源になるべきブドウ糖を^{11}Cでラベルしたり，血流の中に$H_2{}^{15}O$を混ぜて，ポジトロン崩壊量を測定すれば，脳のどの部位が活動しているかわかるのである。このようにして作成された画像は，脳の機能を反映したも

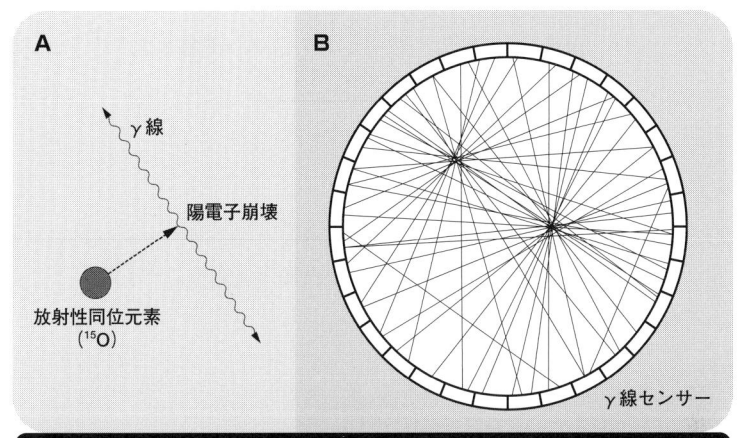

図6-13 PETの原理

A：核崩壊によって発生したポジトロン（陽電子）は，数mm移動してから直交方向に2本のγ線を放出する．B：これを同時に検出した一対のγ線センサー間に直線を引くと，陽電子崩壊が大量に起こった場所（直線の密度が高い部分）を求めることができる．

のであるので，**機能画像**とよばれている．こうして作られた脳地図を**機能マップ**という．そしてこのような画像を生成する装置が，**機能イメージング装置**である．ポジトロンを発生する放射性同位元素を用いなければならないので，高速の素粒子を加速させるサイクロトロンを脇に併設したりして，装置が非常に大がかりになる欠点があるが，その有用性はきわめて高いといえるだろう．

　被験者が覚醒したままでいろいろな検査を行えるので，脳の認知機能を容易に調べることができる．たとえば被験者に運動をさせると，大脳皮質運動野の活動が高まる．今度は先ほどと同じ運動を，筋肉を動かさないでイメージするように患者に伝えると，運動野ではなくて補足運動野の活動が高まるのである（**図6-14**）．この補足運動野というのは，運動のプログラミングに関係しているのではないかといわれていた場所である．PETを使うことによって，この仮説の支持が得られたわけである[29]．

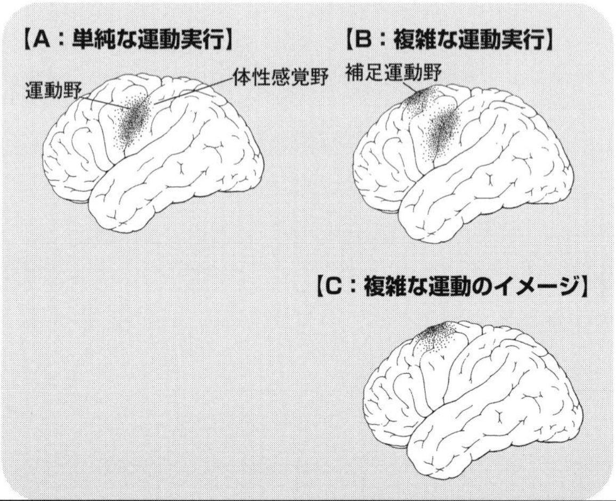

図6-14　PET計測による運動時の脳活動（Roland et al., 1980 [29]）
複雑な運動をするときと運動イメージをするとき（B，C）に，補足運動野が活動している。

　しかしPETは，理論上時間的解像度と空間的解像度に限界があるといわれている。1スキャンに要する時間は，現在のところ6〜60秒間である。ポジトロンはγ線を放出するまでに3mmほど移動する確率が高いので，放射性同位元素が元々存在していた場所を推定しようとすると，3mm程度の誤差は免れることができない。またPETが測定しているのはあくまで代謝量・血流量であり，それがニューロンの活動レベルに比例しているという仮定があった。これが本当かどうか直接的な証拠はない。もし仮にそれが事実であるとしても，ニューロンがどのように働いているのかという情報は，PETの画像から直接には得られないのである。血流量の増大は，興奮性のニューロンが働いたためなのか，抑制性のニューロンが働いたためなのかを区別することができない。この限界はPETの情報がニューロン集合を代表していることを物語るので，結局は脳波と同じ問題に行き当たるのである。

▶ f-MRIと近赤外線トポグラフィ

　MRIは従来は形態画像として利用されていただけであったが，現在では機能MRI（f-MRI）という測定技法によって，脳内のダイナミックな物質変化を調べることもできるようになった。検出される信号の変化が何に起因しているのかについてはまだまだ議論の余地があるが，赤血球中の鉄タンパクのヘモグロビンの寄与が大きいとされている。ヘモグロビンは酸素を組織に運ぶ重要な役割をもっているが，酸化型と還元型とでは磁場中の振舞いが違っている。つまりf-MRIの信号変化は，脳の血液供給と酸素消費量をある程度反映していると考えられるのである。これはPETで測定されている脳血流量に対応するものである。

　f-MRIは，放射性同位元素を体内に注入する必要がないし，同じ被験者を何度も繰り返して実験に使える点で，PETよりも優れている。また時間分解能も1秒以下のレベルまで可能とされているので，課題遂行中の脳の変化を追い求めることができる。しかし測定中は被験者を強力な静磁場（1〜4テスラ）内部に位置させる必要があり，実験上の制約はかなり大きい。

　PETやf-MRIの他にも，非侵襲性測定法として，近赤外線を利用したマッピング装置がある。近赤外線はある程度体内に浸透することができるので，物質による吸収散乱特性の違いを利用して，その物質の分布状態を調べることができる。頭蓋骨上からでも，大脳皮質の表面3cm程度まで近赤外線は透過する。酸化型ヘモグロビンと還元型ヘモグロビンとでは，近赤外線の吸収散乱特性が異なっており，その差を測定することによって脳の酸素消費量を推定することができる。近赤外線発光部と受光用センサーを交互に格子状に配列すれば，トポマップを構成することができるので，原理的にはf-MRIと同質の情報を手にすることができるようになるだろう。ただ空間解像度はf-MRIに及ばない。

個体レベルの研究法

　脳の機能は，すべての要素が組み合わされたときにのみ，正常に解析でき

るのだとする考え方がある。これを一応全脳主義とよんでおこう。この立場の人たちは，脳を要素に分けて解析するよりも，あくまでも脳はそのままの状態で，実験者がさまざまな手法・装置を考案して，脳機能の情報を得ようとする。脳の細部は問題にしないという意味で，心理学・行動学は概ねこの立場に入れてもよいのではなかろうか。また部分的な破壊を許して，その失われた機能を解析するという立場も，全脳主義的立場の一変型であるといえなくもない。

▶ 神経病理学と臨床心理学

　脳の正常な機能を，その病的な状態から推測しようという立場がある。脳の局所的な機能脱落によって生じる病的な状態から，その領域が本来もっている機能を推定するのである。病変患者の臨床報告から，動物を使った人為的な破壊実験まで，いろいろな研究法がある。局所に起こる物理的・病理的破壊のみならず，ある基質の代謝異常による脳全体への影響であるとか，発生過程の異常・感染症による脳変化など，さまざまな病理的変化が正常な脳の機能に関する情報を与えてくれる。

　自然に起こる破壊とは，脳卒中のような血液の流れの障害（脳出血によっても脳血栓によっても生じる）によって，あるいは戦争や交通事故などの外傷によって，脳の機能が一過性にあるいは恒常的に障害されるような現象のことである。臨床報告によってそのような症状を私たちは知ることができる。運動野周辺の障害による反対側麻痺も，古くから経験的に知られていた。したがって破壊症例観察は，人類のもっとも古い機能局在の神経科学であろう。またオペラント条件づけなどの心理学的操作を利用することによって，言葉を使ったコミュニケーションができない動物にも，的確な反応を起こさせることができるようになってからは，動物を使った破壊実験も盛んに行われるようになってきた。

　しかし破壊実験には，いくつかの問題点や限界がある。まず病理学的な損傷にしても人為的な破壊にしても，特定の場所に限局した正確な破壊という

のは事実上不可能である。病理的変化がちょうど都合よく，いろいろな人の同じ場所に同じ大きさでできるはずはない。人為的破壊にしても求める局所のみに同じ破壊を加えることは難しいことであるし，もし仮にその操作がうまくいっても被験体の個体差による位置・サイズの食違いをなくすことはできない。

　それに破壊によって出現した異常と破壊によって失われた機能とがどのような関係にあるのか，まだよくわからない部分がある。失われた機能に対する別領域からの補償活動が常に起こっているし，破壊された部位には修復活動が起こる。つまり恒常的で純粋な破壊状態というのは，どんな動物にも存在しないといえよう。外部から観察される障害は，常に補償作用と修復過程のマスクの下におかれている。この補償作用も個体差によって程度はまちまちであるので，そのデータの解釈は制限条件つきであることを忘れてはならない。

　破壊実験を例にしたが，事情は病理学でもほとんど同じである。行動科学や認知心理学あるいは動物行動学の方法論は，1章で概略を記したので，紙面の都合上ここでは割愛する。

▶ 脳の進化論

　人間固有の知的能力を解明しようとすれば，必然的に人間の脳と動物の脳の相違，つまり進化的過程を調べることが必要となる。ヒトの脳に至る進化のプロセスを明らかにするためには，以下の2つのアプローチが主に採用されている。その一つは現存の動物の脳を比較検討し，進化の過程でどのような変化が中枢神経系に起こったのかを分析することである。この方法は多様な生物を比較検討できる長所があるが，サルからヒトへというもっとも知りたい部分で，残念ながら大きな断絶がある。このミッシング・リンクを埋めるための研究が，2番目の化石人類の調査・分析である。

　中枢神経系の進化に関する顕著な傾向は，哺乳類から初めて出現する大脳新皮質の肥大化である。ラットやマウスの頭蓋骨を開けると，まず最前方に

位置する嗅球（olfactory bulb）が非常に目立っていて，脳全体の3分の1くらいを占めている。また大脳皮質の直下には，海馬などの発生学的に古い由来の大脳辺縁系が広い領域を占めている。この大脳辺縁系は，進化の過程でさほど大きくならなかった。

それに対し，大脳新皮質はますます発達してくる。そしてヒトに至っては，脳全体を覆うほどになっているし，複雑な溝の形成によって表面積も飛躍的に増大している。その中でも連合野とよばれる領域は新皮質の大半を占めており，高次な情報処理がここで行われている。とくにヒトの前頭連合野は全体の29％を占めているが，ネコの場合にはそれに相当する部分が3.5％，ラットに至ってはたったの1％程度しかない（図2-4参照）。このような事実から，大脳新皮質（とくに連合野）がヒト固有の精神機能と，ある程度関係していると推察されるのである。

大脳皮質運動野の脊髄支配の様式も，進化とともに変化している。イヌやネコ以下の動物では，筋収縮を制御している脊髄運動ニューロンに対して，運動野のニューロンは直接のシナプス結合をもっていない。霊長類になると，運動野から直接脊髄運動ニューロンにシナプス結合があり，運動野からの支配がますます強くなっている。運動野を実験的に破壊すると，ネコでは一過性で軽度の運動障害しか起こらないが，サルの場合は手の麻痺がしばらく続く。ヒトの運動野に障害が生じると，重篤な片手麻痺が起こり指先の器用さは永久に失われてしまう。手の器用さは霊長類の特徴であり，運動野がこの制御に当たっていることになる。これが人類の道具の使用とも関係しているのは間違いない。

サルにはなくてヒトに存在する皮質領域は，今さらいうまでもなく言語野である。しかも大半の人では左半球が優位なかたちで存在している。この大脳半球の非対称性は，機能面だけではなく形態的にも確かめられている。また化石の研究から，200万年前のホモ・ハビリスの脳には非対称性があり，ブローカの言語野に相当する領域が存在していたことが示唆されている。最近チンパンジーの脳にも非対称性があることがわかってきたので，人類の言

語獲得過程の解明の糸口になるかもしれない。

　左半球の言語優位性については，最近のPETなどの非侵襲性測定法によって確認されている。またもう一方の右半球が，空間認知機能や注意の機構に関係していることも明らかになってきた。言語優位な左半球の情報処理過程が意識的に行われることが多いのに対して，右半球の処理は無意識の状態で行われることがある。意識研究にとって，この大脳半球の非対称性は重要な意味をもっているのである。サルやチンパンジーを使った非侵襲性測定が，最近になって試みられつつある。霊長類における原始言語の源泉や意識の座について，興味ある発見が期待されるところである。

7 こころの解明に向けて

> 神経回路網がいろいろな機能を生み出すメカニズムを，体系的にとはいえないまでも，これまでひととおり解説してきた。脳のすべての機能は神経回路網によって実現される，と神経科学者の多くは考えている。「こころ」の解明に向けてどのような見通しをこれらの人たちはもっているのか，21世紀への展望を述べることにしよう。

こころの入口

▶ こころの理解とは

　1章で概略を説明したように，「こころ」を解明するといっても，そもそも「こころ」とは何であるかを知ることなしに，話を進めることはできない。その点を不問にしたままいろいろな考察を行ってきたが，このあたりで一度ははっきりさせる必要があるだろう。「こころ」という言葉が非常に多義に解釈されていることは，今さらいうまでもない。また日本語の「こころ」と英語の「mind」は，必ずしも同じ意味で使われているわけではない。こころを認知・理解や直観・創造，あるいは理性・感情などの諸要素の集合として考える立場の人は，脳の機能もそれぞれの小機能の集合体であると考える。ミンスキーはこのような形でこころを理解しようとしている[1]。

　一方ではこころを諸要素の統一体として，「意識・自意識」や「意思」として考えるならば，それは唯一独自のものとしての性格が強くなるだろう。デカルトはこの唯一性に対応する構造物が脳にあると信じたので，脳の中心部に1カ所だけ存在している松果体を，精神の座あるいは精神と肉体とのイ

ンタフェースの場であると考えたのである．またここで「こころ」を「意識」という言葉に置き換えたとしても，意識自体がこれも非常に多義に解釈されているので，問題解決に近づいたことにはならない．やはり本章でも，「こころ」とはさまざまな側面をもつ精神機能集合の総体を表すものとし，あえて厳密に定義せずに，あいまいなまま強行突破するつもりである．

　今度はこころを「解明する」とは，どういうことかを考えてみよう．数学者や理論物理学者の中には，現象を数式で記述することができればそれでよしとする人がいる．非常に簡潔な方法で脳の微分方程式が立てられたら，それが脳の数学的構造であると理解するのである．もちろん実験科学者は，実験から帰結された理論がふたたび現実と合致していることが証明されるまでは，けっして安心することはない．また人工知能開発に携わる人たちのように，どうせ本物の脳のことなどわかりっこないのだから，脳ときわめて似た働きをする機械が作れればそれで十分だと考える人たちもいる．つまりこころを「理解する」ということでも，研究者の間に合意が得られていないのである[2]．もっと具体的に，科学的アプローチによるこころの「理解の仕方」の困難さを，本節ではいくつかの例をあげて紹介することにする．

▶ 中枢神経系のカオス

　中枢神経系の機能を解明するためにもっとも大きな障壁となっているのは，おびただしい数のニューロンと，それらをつなぐ神経回路網の複雑さであると誰しもが考えるだろう．私たちの限られた能力では，相互に影響し合う多数のニューロンの行動を，全部同時に知ることはできない．この弱点を補うために，単純なモデルを基本としたコンピュータ・シミュレーションが行われており，かなりの成果をあげている．しかしコンピュータ・シミュレーションは，けっして万能というわけではない．このようなモデルを使った研究を進めるにあたって，まず検討しておかなくてはならない問題がいくつか存在している．

　関係する要素と変数の数が増えれば，一般的にシステムはどんどん複雑に

なっていくが，それが有限個である限りいつかは解明できる場合と，その一方で要素の数が少なくてもけっして解明できない場合が存在する。またあるシステムの仕組みが完全に解明できたとしても，そのシステムがどのように振る舞うのか，あいかわらず予測ができないこともある。しばらく神経系のことは忘れて，まずこのあたりの問題を掘り下げてみることにしよう。

人工知能研究のチャレンジ課題として，囲碁の必勝法が取り上げられることがある。19×19の盤上でプレイされる限りは，すべてのゲームの可能なパターン数は有限個であるから，いつかはその全貌が解明できるはずである。ただゲームの手順として2^{361}通りという天文学的ケースは，いくら優秀なコンピュータを導入しても，人生80年の間には調べ尽くせないので，事実上解明が難しいとされているのである。しかしそれがいかに困難であったとしても，理論上はすべてが決定（解決）されていると考えてよいだろう。

似たようでありながら，これとはまったく意味の違う問題が，物理学上で発生している。ニュートン（Newton, I.）によって完成された古典力学によると，初期条件として物体の位置と運動量を測定することができれば，その系のその後の行動は完璧に把握できると考えられてきた。つまりニュートン力学の法則を厳密に当てはめれば，すべての物質の運動は，基本的な運動法則に従って決定論的に行われているということになる。20世紀になって量子力学が誕生するまで，すべての物質の運動とその作用は一意に定まると多くの人が信じていた。

18世紀の数学者ラプラス（Laplace, P.）は，いつの日か物理的法則が完全に解き明かされ，すべての相互作用が調べ尽くされれば，極端にいえばその時点から宇宙のすべてのことがらの成り行きは，完全に予測することが可能になるだろうと言い出した。もしもどこかに全知全能の創造物がいたとしたら，それは私たちの運命を知り尽くしていることになる。ある著者が同じ類の冗談を別の本に使っていても，読者がその同じ冗談に遭遇するはめに陥るのも，はるか昔から決まっていたことなのである。これが**ラプラスの悪魔**である。

しかし天文学の**3体問題**の解法をめぐって，このラプラスの悪魔の世界には破綻が起きた。宇宙空間に3つ以上の天体があって，お互いに万有引力で影響を及ぼし合って運動をしている場合に，これら天体の軌道を表す一般解を求めよ，という問題である。19世紀末にフランスの数学者ポアンカレ（Poincare, R.）が，天体が3つ以上あると軌道方程式は解けないということを証明したのである。この3体問題は，たった3個の天体の軌道ですら決定できないという，科学の脆弱さを明るみに出すことになってしまった。つまりこの世で起こることを予測するのは不可能であることが証明されたのである。

このポアンカレの先見的な仕事は，長い潜伏期間の後，1970年代になって非線形ダイナミクスの研究へと発展し，今日では**カオス**（より広義には複雑系）の諸問題として取り扱われている(3, 4)。カオスとは，数学的記述が単純であるにも関わらず，その出力が非常に不規則で予測が不可能な現象をいう。沸騰する液体の対流現象であるとか，株式市場の株価の変動であるとか，生態系の特定の動物種のポピュレーションなど，予期できそうな変化を示しながら，その実けっして確定できない現象が存在するのである。

また初期値のごくわずかな変動のために，その後の変化がまったく違った筋道をたどることもあり得る。中国にいる蝶々がひらひらと舞ったことで起こる大気の乱れが，1週間後のニューヨークの天候に影響を与えるという，半ば冗談のような説明が使われるのが「バタフライ効果」である。少々の数値の違いを入力しても，結果はごくわずかな誤差の範囲に収まると考える近似法の概念は，根本的な修正を迫られることになった。

脳の働きも一種のカオス現象であるとする考え方が，徐々にではあるが浸透してきている。脳の回路は，いくつかの領域どうしの結合によって，ループ構造を作っていることが多い。たとえば前頭連合野，側頭連合野，頭頂連合野は，お互いの間で線維を送ったり受けたりしている。いわば脳の中に，3つの相互に作用を及ぼす領域が存在し，それぞれが影響を受けながら独自の情報処理をしているのである。これは脳の中の3体問題になっている。脳の情報処理の仕方は，一個一個のニューロン単位で行われているために，数

学的には離散的であるが，微分方程式のかわりに差分方程式を用いれば，両者はほぼ等価に処理できる．脳の3体問題の解も，条件によってはカオス的振舞いをすることが予想されるので，結局のところラプラスの悪魔にも予測がつかないのである．

▶ 決定論からの決別

　先ほど述べたように，たとえ見かけはランダムな振舞いをしていても，その作用は数学的に解明できる場合がある．それが決定論的カオスとよばれる現象である．このような現象は，たとえ予測不能なものであっても，数学的には決定論の範疇に収まるものとされている．現実の振舞いは理解できなくても，その動作の根本原理は（数学的には）理解できたことになるのである．

　しかし，ある自然現象が決定論的であると断定するためには，その仮説を実験によって検証しなければならない．それが実験科学者の立場である．そのためにはまず，調べようとする現象を観察する必要がある．しかし，どのような観察・測定であっても，測定対象に影響を与えないものはない．もしも影響を与えずに測定できれば……と逆説的に考え出されたのが，有名な**マックスウェルの悪魔**である．

　気体の温度は，気体分子の総運動量に依存している．しかし個々の気体分子には，速いスピードで運動しているものや遅いスピードのものが混在している．ここで電磁気学の開拓者マックスウェル（Maxwell, J.）は，一つのパラドックスを提示した．同じ温度の同じ気体を入れた部屋を2つ作り，これをくっつけて並べたとしよう．その両者を仕切る壁に非常に小さな穴が開いていて，エネルギーを消費せずに開閉することができるようになっている．その穴の傍には無視できるくらい小さな番人がいる．この番人の仕事は次のような単純なものである．

　　――もしもスピードの速い分子が左からやってくれば穴を通過させ，スピードが遅い場合には門前払いをする．もしもスピードの遅い分子が右からやってくれば穴を通過させ，スピードが速い場合には門前払いをす

る。

さてこの状態をしばらく続けた後で，両方の気体を比較してみよう。そうすると右の気体は運動量の大きな分子が増え，左の方は運動量が小さくなっていることがわかる。つまり右の気体の温度は上昇し，左の温度は低下しているのである。このマックスウェルの悪魔自身はいかなるエネルギーも消費していない。あくまでも気体分子のスピードを測定して，穴の開閉を判定するするだけである。この系には，どこからもエネルギーのやりとりがないのに，気体の温度分布が変化してしまうという結果が生じた。つまりエントロピーの減少が起こった。この熱力学の第2法則との矛盾はどこから生じたのだろうか。

もちろんそれは悪魔の測定法にあった。残念ながら，測定したい対象にまったく何の影響を与えないで測定できる方法はないのである。測定した瞬間に，その対象の物理的特性は変化してしまう。これが素粒子の運動量とその位置の両方を知ることはできない，というハイゼンベルク（Heisenberg, W.）の**不確定性原理**の根源であり，量子力学の基本テーゼである。現実の世界では，悪魔は気体分子に影響を与えないでそのスピードを測定することができない。それから穴の開閉に，エネルギーが必要になるのはもちろんである。

仮想の世界では，諸現象は決定論的であるかもしれないが，現実の世界では決定論として扱うことができない。現実の世界は，量子物理学に従えば確率論的である。素粒子が確率的な振舞いをする以上，その上に構築されている原子・分子も決定論的な振舞いは許されない。つまりこの現実世界の現象すべては，確率論に支配されていることになる。もちろん脳もその例外ではないから，その上で営まれている機能も確率的な現象である。ある程度細かなところまでは解析できるが，その先は運まかせになっているのである。

中枢神経系の理解の困難さは，今さらいうまでもなく，私たちが機能解明のためのすべての鍵を手に入れていないことに，かなりの部分が起因している。完成版のジグソーパズルからすれば，まだまだ未知のピースがたくさん残されているのである。しかし脳の場合には，もし仮に判断材料が全部目の

前に揃ったとしても，やはり理解の及ばない部分が残ってしまうのではないかとも考えられるのである。今まで述べてきたことから推察できるように，その主たる原因は，① 単純な問題でも要素が増えると，理解するのに途方もない時間がかかるから，② 数学的な記述は簡単にできるのに，その振舞いが予測できないから，③ そもそも決定論的なものがなくすべてが確率的であるから，ということになるのだろう。

▶ 脳活動の自由性

　私たちの脳が予測のつかない自由性をもっていることはわかったが，さてそれは「何から」の自由なのであろうか。そこを少し考えてみよう。原始的な神経系をもっている下等動物は，感覚器が何かの信号をキャッチして働けば，その情報がストレートに効果器に伝わる。環境条件が変化すれば，それはそのまま感覚器に影響を与え，結局は効果器にダイレクトに反映されるのである。つまり外界の刺激が決まれば，その動物の反応も決定されてしまうことになる。もちろん，ある程度の「量子的ゆらぎ」は発生する。

　下等動物にも学習能力が備わっており，多少は合目的性のある行動をとることができる。しかし単純な神経経路だけではどうしても選択枝が足りず，環境が複雑に変化しても，反応が一定のパターン化するのはやむをえない。高次の中枢神経系をもっている動物の場合でも，感覚野あるいは感覚情報の処理領域の活動は，その入力にかなり制限されてしまう。また効果器を支配している領域にしても，その効果器の能力を越えた制御は不可能である。その意味では，高次感覚野も高次運動野（運動前野や補足運動野）も，その機能的な制限から大きく逸脱することはできない。こうして考えてみると，入力に影響されず出力によって制限を受けない自由な領域というのは，中枢神経系の中でもかなり限られた領域にしかないということになる。

　脳が自由性をもっているといっても，それは単に外界から遮断された無関係な領域であるということではない。どこからも入力を受けていない領域がもしあれば，その出力は常に一定であるか，周期化・パターン化されたもの

になる可能性が高い。よくできた神経回路網なら，安定と不安定とが混在したような**ストレンジ・アトラクタ**をもつ力学的振舞いをするかもしれないし，さらにカオス的振舞いをするかもしれない。しかしこれだけの系では，かえって自由性と恒常性・適応性との兼ね合いが損なわれてしまう。ひとりよがりの系であっては，常に生命の危険が押し寄せる外の世界に，うまく対応して生き延びることはできないだろう。その意味で真の自由性というのは，自己の独立性と外部環境への適応性をも兼ね備えたシステムにこそ宿るといっていいだろう。

私たちの行動は，感覚野によって処理された外界からの情報と，たとえば相互に連絡をしている連合野のような領域の内部状態とから決定されるものであるとすると，これは入出力にのみ依存している単純な反応ではないことになる。3つ以上の領域がお互いに影響を及ぼし合っている中枢神経系は，外界によって簡単に支配されない（正確にいうと外部条件からは一意に決定できない）内部状況を作り出すことができる。その上でなおかつ脳の自由性は，私たちに適応力の余白を残してくれている。その意味でも脳は大変優れたシステムである。

こころの生成条件

精神と肉体との関係には諸説があることはすでに1章で紹介した。ここで「こころ」の論争をさらに続けることは不毛であるので，「こころ」というものを別の観点からながめてみることにしよう。「こころ」というものはないという唯物論の立場は，ここではしばらく保留にしておいて，「こころ」が存在するという立場に立つとすれば，その成立のためにはどのような前提条件が必要かということを考えてみよう。

▶ ゲーデルの不完全性定理

ゲーデル（Gödel, K.）の不完全性定理は，数学界では20世紀最大の発見であるといわれている。この定理が自然科学に与えたインパクトは想像以上

に大きかった。脳機能を解明することが難しいのは，このゲーデルの不完全性定理のせいであるといってもよい(5)。不完全性定理とは，

「数論の無矛盾の公理系は，必ず決定不能な命題を含む」

というものである。つまり，論理的記述で証明し得ることには，厳然たる限界があるという意味である(6)。

「私はうそをついている」という文を例にすれば，数論や論理学がいかに脆弱であるかがわかるだろう。このような論理の破綻は，平叙文（現在の論理の流れに沿って述べた文）について，別のレベルから言及した文で起こりやすい。つまり何らかの記述に対して，それを一段高い場所から記述するときに，論理が破綻することが多いのである。あるレベルの論理は，その上のレベルの世界の論理には無力であるといえよう。厳密でかつエレガントな数学的手続きによって，どんな公理系からでもこのような真とも偽ともいえない言及文を作れることを証明したのが，ゲーデルの不完全性定理である。

ゲーデルの不完全性定理の存在は，脳の研究においても深刻な問題であるといえる。脳科学者の多くは，ニューロン活動の相互作用として脳の機能を解明できると考えている。ゲーデルの不完全性定理はこれに否定的である。またこのゲーデルの定理を受けて，数学者のペンローズは，数学的思考のプロセスは非計算的（非論理的）手段で行われているとした(7)。さらにこの考え方は，思考一般と意識的行動にも拡張されている。

▶ 自己言及と回帰的な情報処理構造

もしもゲーデルの不完全性定理をそのまま受け入れるとしたら，私たちは次の2つの立場を検討しなくてはならない。1番目は，論理学や数論は貧弱すぎて，脳の機能解明には役立たないから，これ以上考えるのはやめようという不可知論であり，2番目は，脳はまったく新しい非論理構造（もしもそう呼んでよければ）をもっているという可能性である。第1の可能性を指摘することはたやすいが，その言及自身は何も新しい考え方を生み出すわけで

はない。そこで第2の可能性について，ペンローズよりももう一歩踏み込んで論じることにしたい。

まず一つの例を検討してみよう。論理学にもとづく推論過程は，平面的に記述されている，つまり平叙文のつながりで表されている。これは，論理学のすべてのプロセスには，始めと終わりが存在していることを意味しているのである。繰返し命令をその中に組み入れているとしても，コンピュータの分析アルゴリズムも同様であって，いつまでも無限循環に陥ることはない。もしもそのような事態になれば，通常はそれは計算のアルゴリズムが誤っていると考えられている。

中枢神経系の回路網は原則的に並列回路であるが，もう一つの特徴は回帰（再帰）回路を内蔵していることである。つまり始めと終わりのない構造をしている，といってもよいだろう。先ほどは相互の影響力として3体問題を扱ったが，別の見方をすれば，これは各連合野の回帰回路になっているのである。回帰回路は，単に情報がぐるぐる回り続けているという単純なものではない。ある時間 t の状態 $f(t)$ を時間 $t+1$ に自己写像するロジスティック関数には，カオス状態が発生することがある [8]。

ビデオカメラをもっている人に，面白い実験を紹介しよう。まず自分のビデオカメラをテレビにつないで，その映像がオンラインでテレビ・モニターできるようにする。そこでカメラをテレビ画面に近づけて，そこに映っている映像を撮影してみよう。テレビ画面には，撮影されたテレビ画面が映っており，その中にはさらにテレビ画面が映っていて……。ここまでは誰しもが予想できる。今度は少しだけカメラを回転させてみよう。あるいは少し斜めから撮影してみよう。ズームの比率を変えてみたら……。テレビ・モニターの解像度の問題があるので，究極の像をとらえることができないのはもちろんであるが，それでも十分に半日遊べることは保証する。

このような無限循環をもつ処理法あるいは回路を，**回帰（再帰）構造**あるいは**リカーシブ**（recursive）な構造とよんでいる。ここに入り込んだ情報は，無限回の変遷を受けることになるのである。この循環によって，ある信号は

減衰して消滅してしまうかもしれない。別の信号は暴走を始めるかもしれないし、あるいは一定状態に落ち着くかもしれない。これが場合によってはカオス現象を発生することになると、その振舞いは私たちの予測の範囲外となり、手に負えなくなってしまうだろう。

　神経回路網はフィードバックのような循環回路をもっているのが通常であり、霊長類では連合野のようにお互いに循環する回路も、随所に備わっているのである。無限に循環する回路を獲得した瞬間に、その時点から神経回路は論理回路とは違った歩みを開始することになると考えられる。このリカーシブな回路構造は、かつて情報の記憶モデルとして直観的に考慮されたことがあった。また循環回路は反響回路（reverberation circuit）として、単位時間の生成（と運動の制御）に関与するという考え方も提唱されたが、その後これらの研究は衰退してしまったようである（ちなみに記憶に関しては、海馬と側頭連合野の構造を規範とした優れたモデルがいくつも提唱されており、実験事実ともある程度一致している）。

　外界の情報が感覚器より入力されて、神経系の内部状態に従って処理を加えられた情報が、効果器から出力されるという単純モデルの欠陥は、情報を受ける主体が神経回路網そのものと解離している（あるいは解離していると解釈せざるをえない）ことである。単に情報を通過させているだけの神経回路網と、「こころ」とよばれる主体との関係を明らかにすることができないのである。そうなると「こころ」は、神経回路網とは関係のない「他所の世界」の出来事として扱うしか方法がなくなってしまう。どうしても心身二元論に陥らざるをえないのである。

　しかしこのリカーシブな構造を神経系の中心として考えると、（本当に存在しているかどうかは別として）定常的な「**ある種の状態**」をその中に出現させることが可能である。入力信号がいったんこの回帰回路に入ると、その状態は（うまくいけば）特定のアトラクタをもつようになるかもしれない。絶え間ない入力によって多少の変動は起こるのが当然ではあるが、基本的には安定なアトラクタを神経回路網内に構成できる可能性が生じるのである。こ

こに「神経回路網＝こころ」という関係が成立する下地ができたことになる。

言及するレベルの飛躍によって論理構造が破綻する可能性はゲーデルが指摘したとおりであるが，これは人工知能研究においても大きなネックになっている。多種多様な課題に対処するためには，個々の認知過程を認知するプロセス（すなわち**メタ認知**）が不可欠である。これを実現しようとすると，想定される処理レベルの飛躍に対処できるアルゴリズムを，プログラマーがあらかじめインプリメントしておくことが必要となる。しかしどの程度のものを準備しておけばよいのかは，実は具体的な課題が与えられるまでわからないのである。

このような認知や推論のレベルを何段階にもわたって変えることを，私たちはまったく意識しないでやっている。コンピュータのオペレーティング・システムのように，厳格な管理が必要なわけでもない。私たちは認知や推論のレベルを変更することで，別段知性に混乱を生じはしないし，それを特別な労力を要する苦痛だとも思っていない。すべてが神経回路網に自然に備わった機能であるとすると，情報を何度も再利用するリカーシブな構造が，その基礎として役に立っているのではないかと想像されるのである。

▶ 階層構造と創発性

自然界が階層構造をもっていることは，今さらいうまでもないことである。世の中の森羅万象，これすべて素粒子の相互作用によって成り立っているのであるから，素粒子物理学を理解すれば人の心理がわかる，と本気で考える人はいないだろう。はたして階層性をつらぬく基本原理というものが存在するのか，それさえわかればすべては解決するのであろうか。

気体は気体分子がたくさん集まったものである。気体には容積・圧力・温度という物理量があるが，気体分子にはそれがない。気体分子と気体とは，まったく質の異なった物理法則によって支配されているのである。気体は，気体分子がもたなかった新たな物理量を獲得している。気体と気体分子の関係を知っていれば，気体の性質を気体分子の運動で説明することはできる。

しかし気体分子の物理的性質しか知らない者は，気体の性質を予測することはできない。ここに階層性の難しさがある。

このような階層構造は，もっと抽象的な世界にも存在すると考えられている。5章でも述べたように，マーは計算機の論理にも3段階の階層性があると主張している。最下層には計算機を実現するための回路的な制約から派生している計算論理の構造が存在し，その上に計算に関する解法のアルゴリズムのレベルが存在している。さらに最上層には，特定の問題解決に必要とされる推論機構のレベルが存在し，これらの階層は互いに独立したものとみなされている[9]。

一般的にいうと，自然現象においても論理構造においても，下位の階層を支配する法則と上位の階層を支配する法則は別のものであり，それぞれが独自の動作原理で動いているとみなすべきだ，と現代科学では考えられている。統計物理学のようなモデルを使えば，確率論的に両者の橋渡しをすることも可能であるが，通常は下位構造から上位構造を見通すことは難しい。上位構造を支配する法則は，下位構造からみれば突然のように出現するのである。これが**創発性**である。

精神の創発性はこのように獲得されたものであろうと，ブンゲは考えたのである。現代の多くの脳研究者は，この考え方を支持しているように思える。階層構造を成す神経回路網には，現時点で私たちが考えも及ばない新たな機能が出現しているのだとすれば，そこに問題解決の端緒が残されていることになるだろう。今のこころはその解答を先送りしなければならないのだが，私たちにはそれを実証する道があるに違いない。

▶ 臨界値と相転移

階層性とは，ある意味で統計上の問題であるといえよう。個々の気体分子がどのような運動をしていようが，その全体は特定の容器の中に定常的に留まっている。この均一性は，乱雑さが無視できる段階で初めて認識されるのであるから，容器の中には十分な数の分子が含まれていなければならない。

つまり十分安定した物理量が長期間維持されるためには，一定以上の要素数がその系には必要なのである。ここにミクロの視点とマクロの視点の境界線が存在するのである。

また物理現象の中には，このような定性的な境界分けではなく，明らかに定量的な境界線を成しているものがある。ウラン235の核分裂を例にとろう。ウラン235の原子核が中性子と衝突すると，核分裂を起こし数個の中性子を放出する。放出された中性子はそのまま飛び去ってしまうが，もしも近隣にウラン235が存在しているとその原子核と衝突し，さらに核分裂を引き起こすことになる。ある中性子がウラン235の原子核と衝突できるかできないかは，その近辺に存在するウランの量によって確率的に定まるものである。この量が十分でなければ，核分裂はしばらくすると減衰してしまうことになる。もしもウランの量が十分にあって，通過して消え去ってしまう中性子よりも，近隣のウラン原子核に衝突する中性子のほうが多ければ，その後の核分裂は爆発的に増えることになる。この境界の値を**臨界値**とよぶ。

さまざまな物理現象が，この臨界値の上下でまったく異なった性質をもっていることが知られている。階層性のところで扱ったような，量から質へという漫然とした飛躍現象よりも，この臨界特性はもっとラジカルであるといえよう。ある一定量を越えると，そこから先の現象はまったく異なったものとなるのである。この現象も，その構成要素が少数のときにはなかなか予測できなかったものである。これも創発性の伏流となっている。

必ずしも数の増大を伴わなくても，拮抗する現象が複数並存している場合には，突然そのシステムの性質が変化することがある。民主主義の基本原則である多数決も，実はこのようなラジカルな構造をもっている。意見が相半ばするような場合には，妥協案がどちらからも提案されないとすれば，多数を占める側の意見が全面的に採用されることになる。両極端の意見をもつ人がそれぞれ49％であったとすると，ある気まぐれな1％の人の投票によって，全体の方向が決定されるようなことが起こり得るのである。

多くの物質は固体・液体・気体などの諸相をもっているが，環境条件によ

って固体相から液体相へ，あるいは液体相から固体相へと変化する。このような**相転移**は徐々に起こるというよりは，ある条件を満たせば雪崩をうって転移が起こってしまうことが多い。ニューロンの活動電位の発生メカニズムも，全か無かの法則に支配されている。これは生体膜の相転移現象である。

　臨界値（あるいは臨界条件）や相転移現象の存在は，ある機能が新たに発現するためには，最低限の量とそれにふさわしい条件が必要であることを物語っている。またそれが階層性の飛躍を約束する条件でもあった。同じことが中枢神経系にも起こったとしたら，ここにも創発的「こころ」の萌芽条件があるのではなかろうか。動物の系統進化とともに脳機能も発達してきたが，その発達過程はどのようなものであったが，次項で考えてみることにしよう。

▶ 未知の相互作用

　これまでの話は，私たちにとっては既存の（あるいは本命の）物理作用によって，脳機能が営まれているという前提に立って進められていた。科学の一般的な解析方法は，まず物事を単純化することから始まるのが常である。いくつもの要因が事象を決定していると考えられる場合には，まずもっとも主要なものから順番に要因数を増やしていき，その影響を逐次調べるという手法がとられる。しかし要因が増えるにつれて，その効果が予測もできない程複雑になってくると，今まであまり重要でないと考えられていた要因が，ある局面で主導権を握るようになるという事態が発生する。

　一例として，理論的に設計された電気回路と，それにもとづいて現実に作成された電気回路の動作について述べることにしよう。現実の回路は設計図どおりには働かない。現実に配線された電気回路には，配線図には書かれていなかった部品がたくさんくっついている。2つの抵抗を基盤に平行に配線したとすると，思いがけずコンデンサーとしても働いてしまうのである。すなわち平行に配列された抵抗は，抵抗とコンデンサーの両方の成分をもっていることになる。こういう幽霊コンデンサーのことを，専門的にはストレイ・キャパシティとよんでいる。

ストレイ・キャパシティが発生するのは，何も特定の部品と部品の間だけではない．たとえば基盤とその上に配線されている部品との間，コネクターのピンとピンの間，つまり回路を構成するすべての電気部品の間に，ストレイ・キャパシティが存在するのである．その容量は，実際に配線されるときの部品の大きさや距離に依存するので，あらかじめ調べておく手だてがない．できたところ次第でその値が決まるのである．つまり回路図には，このコンデンサーについて書きようがないのである．誘導コイルについても同様である（図7-1）．

　このようにある理想状況を設定して書かれた回路図と違って，現実の配線には思わぬ（あるいは望ましくない）相互作用が起きてしまう．電気回路に限らずどのようなシステムでも，余計な相互作用のない理想的な状態を仮定して設計されている．機械システムであれば，最初のうちは無視されていた摩擦や熱・騒音・粉塵などの影響は，システムが複雑になればなるほど避けられなくなる．化学プラントでは，廃熱や副産物の処理がうまくいかないと直ちに悪影響が出てしまう．大都市という大がかりなシステムでも，本来ならば物資や人員の輸送・住宅の確保・人間の管理等の問題を，第一義的なものと考えておればよかったのであるが，現在ではゴミの処理や汚染などとい

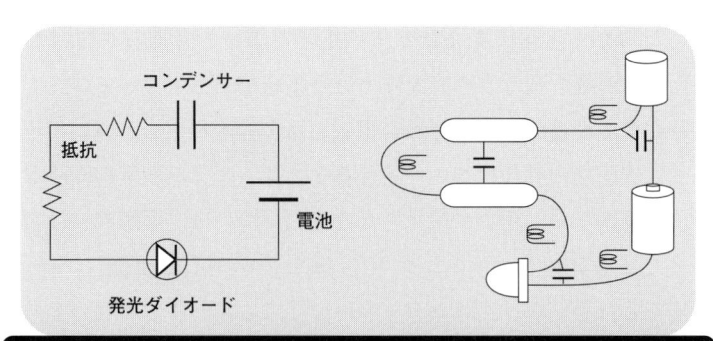

図7-1　理想と現実の差
設計図からは予測できない相互作用が現実の世界には存在する．電子回路の設計図には描かれていないが，現実の回路には幽霊コンデンサーや幽霊コイルが働いている．リード線の抵抗も無視できない．

うかつては副次的なものと考えられていた問題が，大都市本来の機能を損なうほどに大きくなってきたのである。

逆にかつては酸化ケイ素に含まれる不純物として邪魔物扱いされていた炭素は，トランジスタやダイオードなどの半導体にはなくてはならない重要な働きをしているのである。このような不純物が，相転移や超伝導などに大きな影響力をもっていることも明らかになってきている。

神経系の情報伝達過程には複雑な物質の相互作用があることを紹介してきたが，そのセントラル・ドグマは，ニューロン間の伝達物質の受渡しとイオンの膜移動とであった。たとえば近接ニューロンの活動による電場変化や，イオンの流出入に伴う細胞外空間の環境変化などの現象は，情報伝達過程への影響としては現在のところ無視されている。しかし将来，これらの些細な相互作用が「こころ」を説明するために必須のものとなる可能性を，私たちは考慮に入れておくべきではなかろうか。

また自然界には，フレミングの左手の法則のように物理的な非対称性がある。また生体内に存在するアミノ酸分子や糖分子にも，取り得る可能性のある2種類の空間構造のうち，私たちの属しているこの世界では片一方だけしか存在していない（他方は異性体とよばれている）。そうすると，脳を構成している物質も，そこに作用する物理現象も非対称的であることになる。つまり脳の内部は均質な空間ではないことになる。2次元平面上で生活している人（もしもそんな人がいればであるが）にとっては，3次元的な空間配置は重要な問題ではないかもしれない。しかし，脳の特定の空間位置に特定のニューロン（あるいは特定の領域）が存在していることが，自我や意識の発生に重要な意味をもっている可能性も残されているのである。

こころの発生過程

前節の内容は，こころの生成に必要な前提条件を吟味しただけで，けっして「こころ」そのものの成立機構を論じたものではない。本節では，脳のどこに「こころ」が存在し得るのかについて，いくつかの仮説を述べることに

する。現段階では実証できるものではないので，推理小説のつもりで気軽に読んでいただければ幸いである。

▶ こころの系統的進化

　動物の進化とともに，とくに大脳新皮質の領域が増加していることはすでに述べた。しかし人間の3分の1程度（約400g）の脳重をもつチンパンジーには，重さに比例して人間の3分の1の知的能力があり，同じく10分の1の脳をもつニホンザルは，人間の10分の1の能力をもっているのだろうか。サルの脳が，いくら神経回路の相似条件を保ちながらヒトの脳をスケールダウンしたものであっても，ヒトの脳機能までそっくりそのまま維持されているとは考えにくい。たとえば言語や推論能力を取り上げてみても，それは納得できることであろう。

　感覚処理や運動処理に必要な領域は，進化の過程で何度も複製されながら表面積を拡大していったらしい。感覚情報処理の構造が階層化されて，感覚認知機構が次第に高次なものになっていったであろうことは想像に難くない。運動関連領野に関しても，同様のことが考えられる。階層化が進むにつれて，より複雑な運動制御が可能になってきたのである。また感覚野や運動野などの，動物の生存にとって必須な領域以外に，大脳皮質には連合野のような余裕（余分な領域）が生まれてきた。このような新たな機能領域の出現によって，高等動物では「こころ」に関わる高次機能が，容易に実現されるようになったのであろう。しかもこのような脳領域の拡大は，大脳全体で一様に起こるのではなく，感覚野や運動野に比べて連合野の拡大が急速に進んでいる。高等動物になるほど，連合野の占める割合は高くなってくるのである（図7-2左）。

　前節の考え方で，ある機能が発揮されるためには，臨界点ともいうべき最小限度の脳領域が確保されていなければならないと仮定しよう。潜在的には特定の機能を実行できる神経回路が備わっていても，実際には進化によって一定以上の領域を占有してから，初めてその機能が発揮できる場合もあるだ

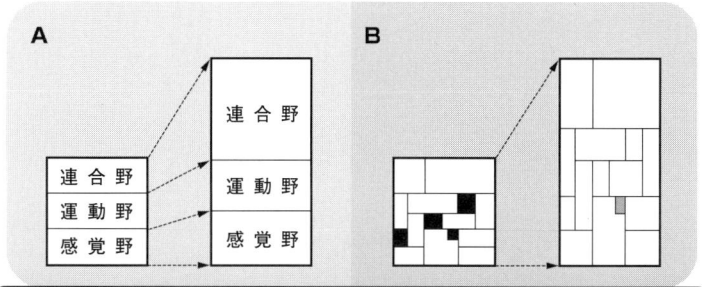

図7-2 A：進化による大脳皮質の絶対面積の増大と，各領域の相対的な広さの関係，B：十分に機能できなかった領域（黒い部分）が，面積の拡大によって基準の広さ（臨界値）を越え，新たな機能を発揮できるようになるという考え方（松村，1997 [10]）

A：高等動物では連合野の相対的面積が増大している。B：ヒトになっても機能を発揮していない領域（灰色部分）がまだ残っている？

ろう（**図7-2**右，黒い部分）。その場合には，進化に伴う領域の拡大に従って，「こころ」に関わる高次脳機能は，連続的かつ漸増的にではなく，質的な飛躍を伴って増強されてきたと考えられるのである[10]。

一方で，「理性」や「こころ」という高等な精神現象は，人間にのみ宿るものであるとする人間至上主義の考え方もある。しかし今日の動物行動学は，このような見解に概ね否定的である。言語の左半球優位性のため，ヒトの大脳皮質には左右の非対称性があるが，チンパンジーにもこれが認められている。ニホンザルの大脳皮質にも，側頭葉上部で左右半球の非対称性があり，潜在的な言語野の始まりではないかと推定されている。ヒトとサルの脳の間には解剖学的な相関が高く，ヒトにみられる神経構造や配線回路はサルでもみられる。PETによって，ヒトの脳の機能部位はサルとほぼ対応がつくということが実証されてきている。逆にいえばヒトの脳の働きとサルの脳の働きが，かなりの領域できわめて似ているということになるのであろう。

スケールアップ・スケールダウンの考え方を当てはめると，人間の脳をほぼそのまま縮小した構造をもっているサルには，私たちの了解可能な「こころ」が一部存在している可能性が高いことになる。同様に，私たちの大脳皮質と共通した構造がある哺乳類には，共通した情報処理様式をもつ感情や意

識が存在すると考えても，さほど不合理ではなかろう。図7-2を，脳がスケールダウンする方向にながめると（つまり進化の道筋をさかのぼっていけば），あたかも網の目にできた石鹸膜が次々とはじけて数が減っていくように，高次脳機能のレパートリーが徐々に失われていくようにみえるだろう。

▶ こころの定在性を可能にする脳構造

　神経回路の研究で明らかになってきた原則の一つは，ある領域と別の領域の線維連絡は相互的であることが多いということである。つまりある領域から別のある領域に神経線維が投射している場合には，その逆の線維連絡もあることが多いということである。視覚野のいくつかの領域間でも，このような結合様式がごく普通にみられる。また運動野と運動前野や補足運動野との結合も，このような相互連絡の構造になっている。

　中枢神経系の感覚情報処理は，末梢から入力された情報をさまざまに分析しながら特徴を抽出していくという，ボトムアップ法で行われていると考えられていた。しかしニューラルネットのシミュレーションによって，このようなやり方だけでは，分析が時間内にうまく進まないこともわかってきた。最近の研究で，あらかじめ脳内に存在するモデルと照合しながら感覚情報を分析するというトップダウン法も，併用されているという証拠があげられている。このような戦略をもっているほうが，認知学習能力も高いことが明らかにされている[11]。

　このようなボトムアップ法とトップダウン法の情報処理が並存してできるためには，感覚野内において上行性の回路と下行性の回路が，同時かつ相互に存在することが必要である。視覚野の神経回路網がこの要件を満たしていることは，組織学的にも明らかにされている。このような神経回路は，網膜の不完全な2次元情報から3次元構造（マーによると2.5次元構造）を組み立てるために，重要な役割を果たすことになる[9]。またこのような相互結合が，情報のプレイバックや感覚イメージの能力とも関係すると考える研究者もいる。つまり，外部から物理的な刺激が入力されなくても，神経回路網は自分

の内部に随意に感覚を発生させることができるのである。つまりリカーシブな構造が，機能的にも役に立っているのである。視覚イメージをしているときに，側頭連合野や頭頂連合野が活動していることがわかってきたが[12]，そのメカニズムは神経回路の相互結合や作業記憶によるところが大きいと考えられる。

　感覚系と同様に，運動に関係する神経回路にも，運動指令を伝える下行経路と，その逆方向の上行経路があることが，サルの脳で明らかにされている。このフィードバック回路は，単純な工学システムのように，実行された運動の誤差を補正するために使われているだけではない。運動制御がうまく行われるためには，どういう運動指令が出ればどんな運動が起こるかという運動の**順ダイナミクス**と，ある運動をするためにはどんな運動指令を出さなければならないかという**逆ダイナミクス**の計算を行う必要があることが，ロボット工学や人工知能研究で指摘されている[13]。運動系の相互回路もこのような役割を果たしているという仮説が提案されているが，ロボットにこのような機能をもったニューラルネットを組み込めば，職人技ともよぶべき運動が実現できることが実証されている。

　この順ダイナミクスや逆ダイナミクスのプロセスは，運動のプログラムあるいはリハーサルや，運動イメージの形成と関係していると考えられる。私たちが合目的的な運動をしようとする場合には，まず外界の条件と自己の内部状態を勘案して，適切な運動を組み立ててシミュレートすることになる。これが運動のプログラミングやリハーサルである。実行するつもりがなくても，このプロセスを随意的に脳内に再現することができる。これが運動イメージである。

　これらの相互結合をもつ神経回路は，単純な感覚情報処理マシンや反射運動の実行マシンではなく，内部に定在する恒常的なものをもっている，「ある種の主体性とその継続性」を示唆しているのではなかろうか[10]。それは必ずしも四六時中活動している必要はない。脳のどこかで何らかの活動が始まれば，神経ダイナミクスのアトラクタとして，このような定在状態が常に

出現するからである。私たちが随時過去の視覚経験を想像してみたり，実際に運動をしないでも心の中で練習できるということは，これらの神経回路の内部状態を自由に操ることができることを示している。

　この随時性をコントロールするためには，意識という主体が不可欠かもしれないが，ここでまたまた上位階層のメタ意識を持ち出す必要はない。マグーン (Magoun, H.) が提唱した**網様体賦活系説** (14) によると，意識または覚醒状態を維持するためには網様体賦活系が活性状態にあることが必要であること，この網様体の活動は感覚情報や運動情報が入力されることで維持されているという (15)。このマグーンの説はニワトリと卵のような矛盾した論理を内包しているが，ここにも入出力の間に回帰構造を認めることができるゆえに，安定した意識構造を生成することができるのだろう。

　環境から受ける情報や経験自体は時々刻々変化しているが，昨日の自分と今日の自分が同じであると感じる意識自体には恒常性がある。もちろん生命現象一般に現れる**ホメオスタシス**（動的恒常性）が前提になってのことである。このような外界に左右されない恒常性を保つためには，ある程度以上（臨界値以上）の大きさの神経回路網が必要となり，階層性の飛躍による創発性と未知の相互作用とによって，私たちの未だ知らない法則にもとづいた「こころ」が，神経回路網の中に実現されていると考えるのが妥当ではなかろうか。

　みてきたような論議をしているが，実のところ意識が脳のどこに存在するかは明らかではない。神経回路網の特徴である分散処理様式をもって，意識やこころは脳内に分散されているとする見解もあるが，この意見はそれ以上深く考察されたことがない。なぜなら，意識やこころの存在すら検証できないのに，それらがどこに宿っているのかを証明する手段がないからである。科学的に導き出された結論と，私たちの内観との間には大きな隔たりがある。これを克服する手段はまったくないのだろうか。

▶ こころを実証するテスト

　私たちがいくら優れた仮説を提案しても,「こころ」という私たちの手の届かないブラックボックスを,直接検証することは不可能であると思われる。自分自身にとっては明らかな,生々しい感覚イメージや思考の鮮明さという内観を客観的に計測する手段がなかったので,ヴントやジェームズの意識心理学は衰退してしまったのである。しかし,だからといってワトソンやスキナーのように,客観的に測定できないがゆえにこころの存在を否定してしまうと,ヒトや動物の精神的内面は,単に入出力情報の操作手順としてしか扱えなくなる。この段階で,この問題はまったくお手上げとなってしまう。

　現時点で私たちに残された唯一の解決策は,古典的なチューリング・テストであろう[16]。チューリング・テストとは,中味がまったくわからないものの違いを判定する場合に使われる,便宜的な検査方法である(**図7-3**参照)。ある検査対象A(人工知能)と対象B(生身の人間)を,検者から見えないように衝立の向こうに並べておく。検者には,覗く以外はどんなことをして

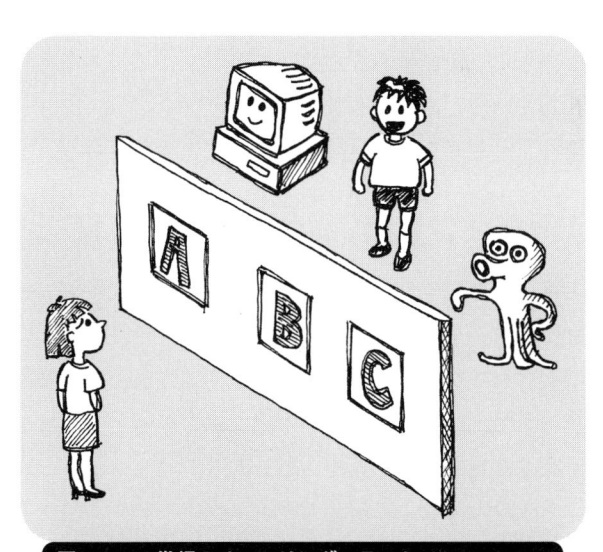

図7-3　21世紀のチューリング・テスト(宮脇[17])
今までは人間と人工知能の比較だけでよかったが……。

もよいから（つまり対象に与える入力と出力とから），何とか両者の違いを見破ることが要求されている。

単純な人工知能であれば，複雑な心的操作が必要な質問をすれば，見破るのは比較的容易なことであろう。しかし人工知能の中に「こころ」が存在している（もしくは芽生えている）場合には，この作業が著しく困難になることが予想できる。ありとあらゆる質問が許されているということは，その質問の全集合に対して対象Aと対象Bの答えが同一の（もしくは似通った返事をする）場合には，この両者の違いを見分けられないことになる。

このチューリング・テストの場合，人工知能研究者がこころや意識のインプリメントを意図したかどうかは，重要な問題ではなくなる。チューリング自体はブンゲのいうところのM3（消去的唯物論）の立場にあるとされているが，このテストの意義はすでにチューリング本人の意図を離れている。人工知能研究者が，無意識で盲目ながらも問題だけは解決できるシステムを開発したとして，そのシステム（対象A）が人間と同等の受け答えをするならば，検者には人間と見分けがつかないことになる。もしも人間にはこころや意識があるということを認めるならば，このシステム（対象A）にもこころや意識が存在しているとみなすべきであろう。

その逆の場合，つまり人工知能研究者が，意識やこころをコンピュータの中にインプリメントしようと意図するときには，このチューリング・テストを何とかくぐり抜ければ，その研究者の主張が認められたことになる。この判断に不満をもつ人がいても当然であるが，さりとてこの他に意識やこころの有無を検証する方法を見つけ出そうとしても，今日に至るまでうまくいったためしがない。「こころ」の有無の判定と「こころ」の合成とは，その意味も意義もまったく別物であるが，不本意ながら今のところはどちらもチューリング・テストに頼らざるをえないのである。

本章では「こころ」の存在を仮定しながら，「こころ」とは何か，その存在場所はどこか，「こころ」はどのように実現されているのか，どうすれば

「こころ」の存在を実証できるのか，さまざまな可能性を論じてきた。ここから先は，読者自身が探究する問題である。私たちが「こころ」を解明するためのすべての鍵は，この本を読んだ皆さんの前に提供されているのである。

読者への挑戦——こころはどこにあるのか，どのようにして作られたのか

今どき本格推理小説でも流行らない酔狂な謎解きを，この際に21世紀の科学を担う皆さんに委ねたいと思う。ただし，すべての鍵がここに提供されているというのは，残念ながら真実ではない。脳に関するさらに多くの驚くべき事実が，本ライブラリの続巻で語られることになるだろう。老婆心ながら付け加えておくと，この問題は従来の常識的な方法では解決できないに違いない。自分自身の知性とこころを研究するためには，自己の階層を越えた独創的な知性が必要なのである。脳研究の最先端分野には，新しい柔軟な頭脳が求められている。このような困難に立ち向かうチャレンジ精神こそ，若い人たちにふさわしいものではなかろうか。

おわりに

　神経回路網の基本的役割を概説するのは，最初は正直言ってかなり退屈な作業だと思っていた。神経科学のどんな教科書にも，付け足しのように神経回路網に関する解説が載っているので，もはや新しいものをそこに付け加えることなどなかろうと考えたのである。噛んで含めるような表現で初歩的な神経回路網を論じるのは，同業者に対してもいささか気恥ずかしい。しかし実際にこの作業を始めてみると，これがなかなかやっかいな問題であることが分かってきた。

　神経回路網を論じるということは，すなわちその回路が実現している脳の機能を明らかにするということに他ならない。神経科学が解明した個別分野での成果は膨大なものであり，それぞれ微に入り細をうがつように神経回路網の役割が論じられている。しかし神経科学の研究が進展すれば，最終的に「こころ」とは何かという問題に行き着くことになる。これが今もってなかなか分からないために，誰もが中途半端な解説でお茶を濁してきたのである。

　一番知りたい所にくると，テレビの野球中継みたいに尻切れトンボのように終わってしまう。脳の解説書を読むたびに，そんな不満を読者諸氏もきっと感じているに違いない。本を書くほうにしてみれば，そんな危険な所に足を踏み入れたくはない。情報処理機能の問題に限定すれば，神経回路網に関する数理的解説書は数多く刊行されている。しかし神経回路網の哲学的な意味を知りたい人にとっては（あるいは単に数式が苦手な人にとっては），これらの本はいささか荷が重いと言える。数式はダイレクトに意味を語りかけてくれるわけではないからである。おそらくこのような理由で，誰にでも了解可能な言葉で，神経回路網の本質を解説した本格的な著作が現れなかったのだろう。

　本書は，意識的にこの空白部分を埋めようと構成してみた。それは既存の完成された学問分野のように，体系だててまとめられたものではない。スマ

ートな研究者たちが注意深く避けてきた落し穴に，はまり込む危険性があるに違いない．本書には勇み足の部分もあると思うけれども，創作現場や建築現場はいつも錯綜していると割り切ることにした．本書のようなやり方にはいろいろな批判があることは十分承知しているが，今後この分野の研究が進む一助になれば幸いである．

　最後に，「ライブラリ 脳の世紀：心のメカニズムを探る」が多くの読者を魅了することを祈り，また本ライブラリの企画と執筆の機会を与えて下さったサイエンス社に，あらためて感謝の意を捧げる．

京都大学総合人間学部
松村 道一

引用文献

▶1章

(1) 小川鼎三　医学用語の起り　東書選書　1990
(2) Breasted, J. H. *The Edwin Smith Surgical Papyrus*. Vol. II. Univ. of Chicago Press. 1930
(3) Reisch, G. *Margarita Philosophica*. J. Schot. Freiburg im Breisgau. 1503
(4) Descartes, R. *L'Homme de Rene Descartes et un traitte de la formation du foetus*. Angot. Paris. 1664
(5) *American Phrenological Journal*. Vol. 10. Fowlers & Wells. 1848
(6) Marie, P. *Sem. Med.* **26** : 565. 1906
(7) Fischbach, G. D. Mind and brain. *Sci. Amer.* **267** : 48. 1992
(8) Fritsch, G. & Hitzig, E. *Arch. Anat. Physiol.* **37** : 300. 1870
(9) Penfield, W. & Roberts, L. *Speech and Brain Mechanism*. Princeton Univ. Press. 1959　言語と脳　上村忠雄・前田利男（訳）　誠信書房　1965
(10) Bloom, F. *Brain, Mind and Behavior*. 1985　脳の探検（下巻）　久保田 競（訳）　講談社ブルーバックス　1987
(11) Breakefield, X. *An Introduction to Molecular Neurobiology*. ed. by Hall. p.496. 1992
(12) Bunge, M. *Mind-Body Problem*. Pergamon Press. 1980　精神の本性について　黒崎 宏・米澤克夫（訳）　産業図書　1982
(13) Lorenz, K. *The King Solomon's Ring*. (English edition) 1952　ソロモンの指環　日高敏隆（訳）　早川書房　1983
(14) Savage-Rambaugh, S.　カンジ——言葉を持った天才ザル　加地永都子（訳）　NHK出版　1993
(15) Griffin, D. *Animal Minds*. Univ. Chicago Press. 1992　動物の心　長野・宮本（訳）　青土社　1995
(16) 松本修文（編）　脳と心のバイオフィジックス　共立出版　1997
(17) McClelland, J. et al. *Parallel Distributed Processing*. Vol. 1–3, MIT Press. 1986
(18) Berger, H. *Arch. Psychiatr. Nervenkr.* **87** : 527. 1929
(19) Ramon y Cajal, S. *Rev. Cien. Med. Barcelona*. **18** : 457. 1892
(20) Bruce, C. et al. *J. Neurophysiol.* **46** : 369. 1981
(21) Ojemann, G. & Whitaker, H. *Arch. Neurol.*. **35** : 409. 1978

▶2章

(1) 冨永佳也　昆虫の脳を探る　共立出版　p.2.　1995
(2) ダイヤグラムグループ　ザ・ブレイン——脳の最前線　鎌倉書房　p.32. 1983
(3) Penfield, W. *Brain and Conscious Experience*. Springer-Verlag. 1966
(4) Talairach, J. et al. *Atlas d'Anatomic Stereotaxique du Telencephale*. Paris : Masson. 1967
(5) Schmahmann, J. et al. *MRI Atlas of the Human Cerebellum*. Academic Press. 2000
(6) Nieuwenhuys, R. et al. *The Human Central Nervous System*. 1981　図説中枢神経系　水野 昇（訳）　医学書院
(7) Kandel, E. et al. *Principles of Neural Science*. (3rd Ed.) Elsevier. p.287. 1991
(8) Kandel, E. *Principles of Neural Science*. Elsevier. p.21. 1991

(9) 入来正躬・外山敬介　生理学1　文光堂　p.130. 1986
(10) Martin, J. *Neuroanatomy : Text and Atlas*. (2nd Ed.) Appleton & Lange. 1996
(11) Brodmann, K. *Vergleichende Lokalisationslehre der Grosshirnrinde in ihren Prinzipien dargestellt auf Grund des Zellenbaues*. Johann Ambrosius Barth. 1909
(12) Mountcastle, V. *J. Neurophysiol.* **20** : 408. 1957
(13) Fox, C. *Correlative Anatomy of the Nervous System*. McMillan. 1962
(14) Albus, J. *Math. Biosci.* **10** : 25. 1971
(15) Ramon y Cajal S. *Rev. Cien. Med. Barcelona*. **18** : 457. 1892
(16) Greenough, W. et al. *Exp. Neurol.* **41** : 371. 1973

▶ 3章

(1) Hodgkin, A. & Huxley, A. *J. Physiol. (Lond).* **116** : 449. 1952
(2) Hodgkin, A. *Biol. Rev.* **26** : 339. 1951
(3) Kandel, E. *Principles of Neural Science*. Elsevier. p.89 1991
(4) Goldman, D. *J. Gen. Physiol.* **27** : 37. 1943
(5) Kandel, E. *Principles of Neural Science*. Elsevier. p.75 1991
(6) Kandel, E. *Principles of Neural Science*. Elsevier. p.147 1991
(7) Hodgkin, A. & Huxley, A. *J. Physiol. (Lond).* **117** : 500. 1952
(8) Kandel, E. *Essentials of Neural Science and Behavior*. Appleton & Lange. p. 155. 1995
(9) Sigworth, F. & Neher, E. *Nature.* **287** : 447. 1980
(10) Eccles, J. *The Physiology of Synapses.* Springer-Verlag. p.153. 1964
(11) Curtis, D. & Eccles. J. *J. Physiol. (Lond).* **145** : 529. 1959
(12) Hollmann, M & Heinemann, S. *Annu. Rev. Neurosci.* **17** : 31. 1994
(13) Rall, W. *Neural Theory and Modeling.* Stanford Univ. Press. 1964
(14) Thach, T. *J. Neurophysiol.* **31** : 785. 1968
(15) Tsukahara, N. et al. *J. Neurophysiol.* **38** : 1359. 1975
(16) Hebb, D. *The Organization of Behavior.* Wiley. 1949
(17) Bliss, T & Lφmo T. *J. Physiol. (Lond).* **232** : 331. 1973
(18) Daw, N. et al. *Annu. Rev. Neurosci.* **16** : 207. 1993
(19) Alberts, B. *Molecular Biology of the Cell.* (3rd Ed.) Garland. p.545. 1994

▶ 4章

(1) Mountcastle, V. *Medical Physioligy.* (14th Ed.) Mosby. p.368. 1980
(2) Cheney, P. & Fetz, E. *J. Neurophysiol.* **44** : 773. 1980
(3) Henneman, E. et al. *J. Neurophysiol.* **28** : 500. 1965
(4) Georgopoulos, A. et al. *J. Neurosci.* **2** : 1527. 1982
(5) Georgopoulos, A. et al. *J. Neurosci.* **8** : 2928. 1988
(6) Powell, T. & Mountcastle, V. *Johns Hopkins Med. J.* **105** : 133. 1959
(7) Livingstone, M. & Hubel, D. *J. Neurosci.* **7** : 1984
(8) Blasdel, G. *J. Neurosci.* **12** : 3139. 1992
(9) Tanaka, K. et al. *J. Neurophysiol.* **66** : 170. 1991
(10) Bruce, C. et al. *J. Neurophysiol.* **46** : 369. 1981
(11) Perret, D. et al. *Exp. Brain Res.* **47** : 329. 1982
(12) Singer, W. *Annu. Rev. Physiol.* **55** : 349. 1993

(13) Boyd, I. & Martin, A. *J. Physiol. (Lond)* **132** : 74. 1956
(14) Martin, K. *Cerebral Cortex II*. Ed. by Jones & Peters, Plenum. p.241. 1984
(15) Shinoda, Y. et al. *Exp. Brain Res.* **26** : 215. 1976
(16) Felleman, D. & van Essen, D. *Cereb. Cortex.* **1** : 1. 1991
(17) Arikuni, T. et al. *J. comp. Neurol.* **277** : 21. 1988
(18) Gleick, J. *Chaos : Making a New Science.* Penguin Books. 1987

▶ 5章
(1) MacCulloch, W. & Pitts, W. *Bull. of Math. Biophys.* **5** : 1943
(2) Turing, A. *Pro. Lond. Math. Soc.* **42** : 230. 1937
(3) Hebb, D. *The Organization of Behavior.* Wiley. 1949
(4) Rosenblatt, F. *Psychol. Rev.* **65** : 1958
(5) Minsky, M. & Papert, S. *Perceptrons.* MIT Press. 1969
(6) Hubel, D. & Wiesel, T. *J. Physiol. (Lond)* **160** : 1962
(7) Hubel, D. & Wiesel, T. *J. Physiol. (Lond)* **195** : 1968
(8) Albus, S. *Brain, Behavior and Robotics,* McGraw-Hill. 1981　ロボティクス——ニューロン知能ロボットへ　小杉幸夫他（訳）　啓学出版
(9) Marr, D. *Vision.* Freeman. 1982
(10) Matsumura, M. et al. *J. Neurophysiol.* **68** : 692-702. 1992
(11) 甘利俊一　神経回路網の数理　産業図書　1978
(12) Blakemore, C. & Cooper, C. *Nature.* **228** : 477. 1970
(13) 川人光男　脳の計算理論　産業図書　1996
(14) Hopfield, J. *Pro. N.A.S.* **81** : 1984
(15) Ackley, D. et al. *Cog. Sci.* **9** : 1985
(16) Rumelhart, D. et al. *Nature.* **323** : 1986
(17) Sejnowski, T. & Rosenberg, C. *JHU/EECS-86* : 1986
(18) Kohonen, T. *IEEE Transaction on Computers.* 1972
(19) Le Vay, S. et al. *J. Comp Neurol.* **191** : 1. 1980

▶ 6章
(1) Hirokawa et al. *Cell.* **56** : 867-878. 1989
(2) Nicoll, R. et al. *Neuron.* **1** : 97. 1988
(3) Sigworth, F. & Neher, E. *Nature.* **287** : 447. 1980
(4) Marr, D. *Vision.* Freeman. 1982
(5) *Neuroanatomical Tract-Tracing Methods.* Ed. by Heimer, L. & RoBards, M. Plenim. p.207. 1981
(6) Eccles, J. *J. Physiol. (Lond).* **130** : 572. 1955
(7) Mountcastle, V. *Medical Physioligy.* (14th Ed.) Mosby. p.849. 1980
(8) Evarts, E. *J. Neurophysiol.* **29** : 1011. 1966
(9) Lemon, R. *Methods for Neuronal Recording in Conscious Animals.* Wiley. 1984
(10) Matsumura, M. (unpublished)
(11) Wise, S. *Annu. Rev. Neurosci.* **8** : 1. 1985
(12) Hubel, D. & Wiesel, T. *J. Physiol. (Lond)* **160** : 106. 1962
(13) Bruce, C. et al. *J. Neurophysiol.* **46** : 369. 1981

(14) Evarts, E. *J. Neurophysiol.* **31**：14. 1968
(15) Kubota, K & Niki, H. *J. Neurophysiol.* **34**：337. 1971
(16) Fuster, J. *J. Neurophysiol* . **36**：61. 1973
(17) Matsumura, M. et al. *J. Neurophysiol.* **68**：692. 1992
(18) Sawaguchi, T. et al. *J. Neurophysiol.* **63**：1385. 1990
(19) Mendell, L. & Henneman, E. *J. Neurophysiol.* **34**：171. 1971
(20) Cope, T. et al. *J. Physiol. (Lond)*. **390**：161. 1987
(21) Matsumura, M. et al. *J. Neurosci.* **16**：7753. 1996
(22) Abeles, M. *Local Cortical Circuits-an Electrophysiological Study.* Springer-Verlag. 1982
(23) Kandel, E. *Cellular Basis of Behavior.* Freeman. 1976
(24) Kandel, E. et al. *Essentials of Neural Science and Behavior.* Appleton & Lange. 1995
(25) Franklin, S. *Artificial Minds.* MIT Press. 1995
(26) Kornhuber, H. *The Neurosciences : 3rd Study Program.* p.268. 1974
(27) 多田信平（監） MRI免許皆伝 日本医事新報社 p.67. 1997
(28) Kochiyama, T. et al. (unpublished)
(29) Roland, P. et al. *J. Neurphysiol.* **43**：118. 1980

▶ 7章
(1) Minsky, M. 心の社会 安西祐一郎（訳） 産業図書 1990
(2) Arbib, M. *The Metaphorical Brain 2.* John Wiley & Sons. 1989 ニューラルネットと脳理論 金子隆芳（訳） サイエンス社
(3) 合原一幸（編） カオス——カオス理論の基礎と応用 サイエンス社 1990
(4) Gleick, J. *Chaos : Making a New Science.* Penguin Books. 1988 カオス 大貫昌子（訳） 中公文庫
(5) Godel, K. *Mon. fur Math. und Physik.* **38**：1931
(6) 竹内外史 ゲーデル 日本評論社 1986
(7) Penrose, R. *The Emperor's. New Mind.* Oxford Univ. Press. 1989 皇帝の新しい心 林一（訳） みすず書房 1994
(8) May, R. et al. *Nature.* **261**：459. 1976
(9) Marr, D. *Vision.* Freeman. 1982
(10) 松村道一 脳と心のバイオフィジックス 松本修文（編） 共立出版 p.84. 1997
(11) 乾 敏郎 Q&Aでわかる脳と視覚 サイエンス社 1993
(12) Posner, M. & Raichle, M. *Images of Mind.* Scientific American Library. 1994 脳を観る——認知神経科学が明かす心の謎 養老孟司他（訳） 日経サイエンス社
(13) 川人光男 脳の計算理論 産業図書 1996
(14) Moruzzi, G. & Magoun, H. *Electroenceph. Clin Neurophysiol.* **1**：455. 1949
(15) Starzl, T. et al. *J. Neurophysiol.* **14**：479. 1951
(16) Turing, A. *Mind.* **59**：433. 1950
(17) 作画：宮脇ゆう子

人名索引

▶ ア 行

アクレイ (Ackley, D.) 135
アリストテレス (Alistotle) 2
ウィトゲンシュタイン (Wittgenstein, L.) 8
ウェーバー (Weber, E.) 9
ウェルニッケ (Wernicke, C.) 3
ヴント (Wundt, W.) 9, 201
H. M. 27
エックルス (Eccles, J. C.) 148

▶ カ 行

カハール (Ramon y Cajal, S.) 42
ガル (Gall, F.) 2
ガレノス (Galenos) 2
カンジ (チンパンジー) 12
クリック (Crick, F.) 7
グリフィン (Griffin, D.) 12
ゲーデル (Gödel, K.) 186
ゴールドマン (Goldman, D.) 59
コホネン (Kohonen, T.) 136
ゴルジ (Golgi, C.) 42

▶ サ 行

ジェームズ (James, W.) 10, 201
シュマーマン (Schmahmann, J.) 35
諸葛孔明 13
ジンガー 19
スキナー (Skinner, B.) 7, 10, 201
スピノザ (Spinoza, B.) 7
セイノフスキ (Sejnowski, T.) 135

▶ タ 行

タライラック (Tarailach, J.) 35
チューリング (Turing, A.) 13, 116, 202
ティンバーゲン (Tinbergen, N.) 11
デカルト (Descartes, R.) 2, 9

▶ ナ 行

中野 馨 136
ニュートン (Newton, I.) 181
ネルンスト (Nernst, W. H.) 59

▶ ハ 行

ハイゼンベルク (Heisenberg, W.) 184
ピアジェ (Piaget, J.) 11
ヒツィッヒ (Hitzig, E.) 4
ピッツ (Pitts, W.) 115
ヒポクラテス (Hippocrates) 1
フェヒナー (Fechner, G.) 9
フォン・ノイマン (von Neumann, J.) 13
プラトン (Plato) 9
フリッチュ (Fritsch, G.) 4
フロイト (Freud, S.) 11
ブローカ (Broca, P.) 3, 27
ブロードマン (Brodmann, K.) 47
ブンゲ (Bunge, M.) 7, 191, 202
ヘーゲル (Hegel, G.) 7
ヘッブ (Hebb, D.) 25, 80, 118
ベルガー (Berger, H.) 15
ペンローズ (Penrose, R.) 187
ホジキン (Hodgkin, A.) 56
ホップフィールド (Hopfield, J.) 135

▶ マ 行

マー (Marr, D.) 123, 152
マグーン (Magoun, H.) 200
マッカロー (MacCulloch, W.) 115
マックスウェル (Maxwell, J.)

183
ミンスキー（Minsky, M.）
119

▶ ヤ 行

ヤスパース（Jaspers, K.）
11
ユング（Jung, C.） 11
吉沢修治 138

▶ ラ 行

ライプニッツ（Leibniz, G.）
8
ラッセル（Russell, B.） 7
ラプラス（Laplace, P.）
181
ラメルハート（Rumelhart, D.）
135
レイシュ（Reisch, G.） 3

ローゼンブラット
（Rosenblatt, F.） 118
ロール（Rall, W.） 76, 100
ローレンツ（Lorenz, K.）
11

▶ ワ 行

ワトソン（Watson, J.）
7, 10, 201

事項索引

▶ ア 行

アゴニスト　74, 148
アセチルコリン　6, 21, 67
アセチルコリン作動性ニューロン　51, 104
アソシアトロン　136
アトラクラ　136
アミロイド　6
アメフラシ　164
アラキドン酸　70
アルゴリズム理論　116
アルツハイマー（痴呆）症　6, 51
α波　167
α-ブンガロトキシン　74
α-ヘリックス　61, 144
アンタゴニスト　74, 148

イオンチャンネル型受容体　70
イオン電流　148
閾値　64
意識　26, 99
意識主義　10
意識心理学　201
異所性シナプス促通　81
位相差顕微鏡　150
1次構造　131
一素子一機能　104
一酸化炭素　71
一酸化窒素　71
遺伝子工学　145
イニシャル・セグメント　76

イノシトール三リン酸　70
インターバル・コーディング　92

ウェーバー・フェヒナーの法則　91
上側頭回領域　94, 122
ウェルニッケの言語野　5
うつ病　6
運動学習　25, 134
運動準備電位　168
運動制御　25
運動前野　47
運動ニューロン　76
運動野　4, 46, 91, 94, 171

エピソード記憶　25, 138
L-ドーパ　45
延髄　31
エントロピー　184

奥行き知覚　125
おばあちゃん細胞　17, 122
オペラント条件　25
オルガネラ　145
音源定位　121
温度受容器　99
温度受容ニューロン　99

▶ カ 行

回　32
開回路　110
回帰回路　188
階層構造　112

外側　35
外側膝状体　121, 139
外側部　41
海馬　40, 81
カオス　111, 135, 165, 182
カオス的振舞い　186
顔ニューロン　122
下オリーブ核　49
化学シナプス　72
化学ポテンシャル　57
下丘　40
蝸牛神経　121
各回　33
核酸平衡電位　58
核磁気共鳴　20, 169
学習のシナプス仮説　80, 118
覚醒　26
下垂体調節ホルモン　99
活動電位　62
カテコールアミン　6, 40
過分極　63
顆粒細胞　41, 49
顆粒層　49
カルシウム依存性リン酸化酵素　82
感覚生理学　9
感覚様式　89
眼球優位性コラム　94, 139
感作　25
感情　24
干渉顕微鏡　150
間脳　31
ガンマアミノ酪酸（GABA）

214 事項索引

69

記号処理系　166
擬傷行動　12
キネシン　145
機能イメージング装置　171
機能MRI　20, 173
機能画像　171
機能の局在説　2
機能マップ　171
逆ダイナミクス　199
逆伝播誤差法　135
逆モデル　135
逆行性　65
逆行性スパイク　154
逆行輸送　153
ギャップ・ジャンクション　71
嗅球　176
急性症状　51
橋　31
競合機能　124
極座標系　123
巨大軸索　148
近赤外線　173

空間促通　96
屈曲反射　16
クモ膜　31
クラーレ　74
グリア　42
グルタミン酸　22, 67
グルタミン酸レセプター　67
グループ・コーディング　18
群発　93

計算可能性問題　116
計算理論　13
計算論的神経科学　10
形式ニューロン　115
ゲシュタルト心理学　10
血液脳関門　44, 99
結合問題　97
決定可能問題　118
決定論的カオス　183
決定不能問題　118
決定問題　116
原形質膜　43
言語野　4, 47, 176
健忘　6

溝　32
広域投射系　104, 128
後過分極　63
交感神経　21, 30
後交連　35
後根　41
後側　35
拘束条件　127
行動主義　10
行動心理学　10
後頭葉　32
抗不安薬　75
興奮　61
興奮性シナプス後電位　68
興奮性伝達物質　69
硬膜　31, 157
後葉　41
公理系　117
ゴールドマンの式　62
黒質　40
心の理論　11
骨相学　2

古典条件づけ　165
コネクショニスト　15, 134
コラム　49, 111
コラム構造　94
コリンエステラーゼ　67
ゴルジ細胞　49
ゴルジ染色　149
ゴルジ法　42
コンパートメント・モデル　76

▶サ　行

サイクリックアデノシン一リン酸　70
細胞外記録法　157
細胞構築　150
細胞死　48
細胞小器官　144
細胞体　43
細胞内記録　148
細胞分画　143
細胞膜　43
サーカディアン・リズム　127
作業記憶　25, 199
散在神経系　29
3次構造　131
3体問題　182

シェファー側枝　147
ジェンダー　27
視覚認知学習　134
視覚野　47
視覚誘発電位　168
時間加重　92
時間促通　92
軸索　43

事項索引　215

軸索丘　76
軸索変性　153
軸索末端　44
時系列解析　19
視交叉上核　127
自己組織化　139
自己組織化モデル　135
視床　32, 40
歯状核　41
視床下部　32, 40, 99
事象関連電位　168
視床枕　40
視神経　88
システム神経科学　151
システム生理学　151
膝蓋腱反射　109
実験心理学　9
失語症　3
室頂核　41
シナプス　44
シナプス間隙　66
シナプス後ニューロン　65
シナプス後膜　67
シナプス小胞　66
シナプス前ニューロン　65
シナプス前膜　66
シナプス遅延　68
シミュレーション法　20
自由エネルギー　57
収束　100
終脳　50
周波数変調　93
終板　67
樹状突起　43, 52
受容体　21
受容野　94
シュワン細胞　46

シュワン鞘　46
順行性スパイク　154
順行輸送　153
順ダイナミクス　199
順モデル　135
松果体　7
上丘　40
小グリア　44, 46
条件刺激　81
上側頭回領域　94, 122
冗長性　103
情動　24, 99
小脳　31
小脳脚　41
情報圧縮　88
小胞体　43
自律神経系　30, 99
シルビウス溝　32
神経解剖学　16
神経回路網　14
神経科学　4, 17
神経核　34
神経芽細胞　51
神経管　50
神経—筋接合部　67
神経膠細胞　42
神経細胞　29
神経修飾物質　71
神経生物学　21
神経生理学　15
神経節　29
神経伝達物質　21, 61
神経網　29
進行性麻痺　6
心身二元論　141
身体座標　123
心的決定論　11

心的地図　12
伸展反射　16
シンボリック操作　14

随意記憶　25
髄鞘　45
髄鞘形成　51
錐体細胞　52, 76, 100
睡眠　26
ストレンジ・アトラクタ　186
スパイク・トリガー加算法　160
スパイン　80
スパース・コーディング　95
スパース・コーディング説　113
スライス標本　163

静止膜電位　55
星状グリア　44
精神病理学　11
精神物理学　9
精神分析学　11
精神分裂病　6
生体ポンプ　45
成長円錐　79
青斑核　104
背側　35
セカンド・メッセンジャー　70
赤核　79
脊髄　30
脊髄神経　30
脊髄反射　16
絶対不応期　63

事項索引

セロトニン　81
セロトニン作動性ニューロン
　　104
全か無かの法則　69, 87
線形分離不可能性　119
前交連　35
前根　41
前側　35
選択的注意　128
選択的透過性　58
前頂葉　32
前頭葉　32
前頭連合野　52
前葉　41

躁うつ病　6
相関解析法　160
層構造　94
相互作用　194
相対不応期　63
相転移　193
相転移現象　126
創発性　191
相反抑制　124
側頭葉　32
側頭連合野　94, 122
側脳室　42
側抑制　106, 120

▶ タ　行
第Ⅲ脳室　42
第Ⅳ脳室　42
代謝調節型受容体　70
帯状回　40
体性感覚野　46, 94
体性神経系　30
大脳　31

大脳基底核　40
大脳新皮質　31
大脳皮質　31
大脳辺縁系　31, 40, 176
多素子多機能　104
多チャンネル同時記録電極
　　19, 161
脱同期　97
脱分極　63
単一ニューロン活動
　　91, 157
単純スパイク　79
単純パーセプトロン　119
淡蒼球　35
担体　55

逐次処理　14
痴呆　6
チャンネル　55
チャンネル・コーディング
　　89
注意　26
中位核　41
中間部　41
中心溝　32
中枢神経系　30
中脳　31
中脳水道　42
中脳腹側視蓋部　104
虫部　41
チューニング特性　121
チューリング　116
チューリング・テスト　201
チューリング・マシン　116
聴覚野　47, 121
聴覚誘発電位　168
長期減弱　82

長期増強　76, 81, 146
直列回路　103
定位反応　40
ディジタル回路　116
デカルト劇場　142
テタヌス刺激　147
手続き記憶　25
テトロドトキシン　74
電圧感受性の染料　151
電位依存型チャンネル　60
電位依存性Na-チャンネル
　　64, 74
電位固定法　148
電気化学ポテンシャル　57
電気シナプス　71

透過係数　59
同期　96
統合機能　125
統合問題　125
投射様式　102
登上線維　49, 78
同所性シナプス促通　81
頭部神経節　30
特徴抽出機能　108
特徴抽出細胞　17
トップダウン法　111, 198
トップダウン方式　134
ドーパミン　40
ドーパミン作動性ニューロン
　　104
トポグラフィック　102
トポマッピング　168

▶ ナ　行
内側　35

事項索引 217

ナトリウムポンプ　63
慣れ　164
軟膜　31

ニコチン　22
ニコチン型受容体　71
2次構造　131
日周リズム　127
ニッスル染色法　150
ニューラルネット　120
ニューロン　16, 29
認知科学　14
認知心理学　10
認知ニューロン　133

ネガティブ・フィードバック
　（NFB）　110
熱力学の第2法則　55, 184
ネルンストの式　6

脳　30
脳下垂体　99
脳幹　32
脳局在説　2
脳磁計（MEG）　168
脳室　42
脳室局在論　2
脳神経　30
脳生理学　15
脳脊髄液　31, 42
脳地図　35
脳波　15, 167
脳梁　32, 35
ノックアウト・マウス　145
ノルアドレナリン　21
ノルアドレナリン作動性ニュ
　ーロン　104

▶ ハ　行
ハイパーコラム　94, 141
灰白質　35
パーキンソン病　40
白質　35
バスケット細胞　49
パーセプトロン　118
バタフライ効果　182
バック・プロパゲーション・
　モデル　21, 135
発散　101
発達心理学　11
パッチ・クランプ法　149
バービツール　75
半球　32
反響回路　126, 189
反響現象　110
反射　11
反射運動　41
反射回路　109
反対側麻痺　174

被核　35
引き込み現象　97
尾状核　35
微小管　145
微小電極　15
非侵襲性測定法　20
ヒスタミン受容体　70
尾側　34
ビタミンB_2　6
ビタミンB_{12}　6
微量分析　143
非連合学習　164
非連合性学習　146
非連合反復学習　25

ファースト・メッセンジャー
　70
フィールド電位記録法　168
フィラメント　43
不確定性原理　184
不可知論　187
不完全性定理　186
副交感神経　21, 30
複雑系　182
複雑スパイク　78
腹側　35
符号化　89
物理的開閉型チャンネル
　61
フリークエンシー・コーディ
　ング　89
不良設定問題　127
プルキンエ細胞
　41, 49, 77, 100
プルキンエ層　49
フレミングの左手の法則
　195
ブローカの言語野　5, 176
プロトン強調画像　170
分子層　49
吻側　34

閉回路　110
平行線維　41, 49, 77
並列回路　102
並列処理　102
並列多重分散処理系　137
β波　167
ヘップの仮説　14
ペプチドチェーン　61
ペラグラ症　6
ヘルペスウィルス　153

ベンゾジアゼピン　75
扁桃体　40
ポイント・ミューテーション
　　145
方位選択性　120
方位選択性コラム　94
方向選択性　91, 121
縫線核　104
乏突起グリア　44
ポジティブ・フィードバック
　　110
ポジトロン　20
補足運動野　171
ボトムアップ法　111, 198
ボトムアップ方式　133
ポピュレーション・コーディ
　　ング　18, 91
ホメオスタシス　200
ホモンキュラス　141
ボルツマン定数　57
ボルツマン・マシン　135
ポルフィリン尿病　5
ホルモン調節　99
本能行動　11, 99
ポンプ　55

▶ マ　行

マイネルト基底核　6, 104
マウスナー細胞　72
膜電位　59
マックスウェルの悪魔　183
末梢神経系　30
麻薬　99
マルチ・ニューロン記録法
　　158
慢性アルコール中毒　6

慢性記録法　157
ミエリン鞘　45
ミトコンドリア　43
無条件反応　81
無髄線維　45
ムスカリン　22
ムスカリン型アセチルコリン
　　受容体　70

命題　117
メタ認知　190
メタ認知機能　142

網膜　88
網様体　40
網様体賦活系　128
網様体賦活系説　200
モノクロナル抗体染色法
　　144, 153

▶ ヤ　行

ユークリッド座標系　123
有髄線維　45, 65
誘発電位　168
抑制性シナプス後電位（IPSP）
　　69
抑制性伝達物質　69

▶ ラ　行

ラプラスの悪魔　181
ランヴィエの絞輪　65
リカーシブ　188
リカーシブな構造　199
リガンド　75

リガンド結合型チャンネル
　　60, 66
力学系　135
離散モデル　116
両眼視差　125
臨界値　192
リン酸結合型チャンネル
　　61
リン脂質　55

レキシグラム　12
レセプター　61
連合　81
連合学習　25
連想記憶モデル　136
連続モデル　116

老人性痴呆症　6
ロジスティック関数
　　111, 188
論理回路　117
論理素子　117

▶ 英　字

action potential　62
after-hyper-polarization　63
agonist　74
amygdala　40
AND素子　116
antagonist　74
anterior lobe　41
association　81
astrocyte　44
ATP　57
auditory cortex　47
axon　43
axon terminal　44

事項索引

basal ganglia 40
behavioral-psychology 10
blood brain barrier 44
brain 30
brainstem 32
caudate nucleus 35
central nervous system 30
central sulcus 32
cerebellar peduncles 41
cerebellum 31
cerebral cortex 31
cerebro-spinal fluid 42
cerebrum 31
channel 55
cingulate gyrus 40
classical conditioning 165
climbing fiber 49
cognitive science 14
cognitive-psychology 10
column 49
computational-neuroscience 10
corpus callosum 35
cyto-architecture 150
dendrite 43
dentate nucleus 41
depolarization 63
de-synchronization 97
diencephalon 31
diffuse projection system 104
EPSP 68
event-related potential 168
evoked potential 168
Excitatory Post-Synaptic Potential 68
experimental-psychology 9

fastgial nucleus 41
feature extraction 108
fissure 32
Frequency Modulation 93
frontal lobe 32
GABA 69
GABA$_A$ レセプター 69, 74
GABA$_B$ レセプター 74
GABA レセプター 69
ganglion 29
Gestalt psychology 10
globus pallidus 40
granular cell 49
granular layer 49
gray matter 35
growth cone 79
gurus 32
G-プロテイン (GTP) 70
habituation 164
hemisphere 32
hippocampus 40
HRP 153
inferior colliculus 40
intermediate nucleus 41
intermediate portion 41
ionotropic receptor 70
JSTX 74
language cortex 47
lateral inhibition 106
lateral portion 41
limbic system 31
Long-Term Depression 82
Long-Term Potentiation 81
magneto-encephalography 168
medulla 31
mental map 12

metabotropic receptor 70
microglia 44
mid brain 31
molecular layer 49
motor cortex 46
MRI 20, 169
myelin sheath 45
myelinated fiber 45
neocortex 31
nerve net 29
neural-network 14
neuroanatomy 16
neurobiology 21
neuromodulator 71
neuron 16, 29
neurophysiology 15
neuro-transmitter 61
NMDA型 73
NMDA レセプター 75, 81
non-associative learning 164
non-NMDA型 73
NOT素子 117
Nuclear Magnetic Resonance 169
nucleus 34
occipital lobe 32
olfactory bulb 176
oligo-dendrpcyte 44
OR素子 116
parallel fiber 49
parallel processing 102
parasympathetic nerve 30
parietal lobe 32
peripheral nervous system 30
PET 20

pons　31
posterior lobe　41
post-synaptic neuron　65
premotor cortex　47
pre-synaptic neuron　65
psychophysics　9
pulvinar　40
Purkinje cell　49
putamen　35
receptor　21, 61
recursive　188
redundancy　103
reflex pathway　109
resting membrane potential　55
reticular formation　40

reverberation　110
reverberation circuit　189
Schwan sheath　46
selective attention　128
sensory modality　89
sensory-physiology　9
soma　43
somatosensory cortex　46
sparse coding　95
spinal cord　30
STS野　94
substantia nigra　40
sulcus　32
superior colliculus　40
Sylvian fissure　32
sympathetic nerve　30

synapse　44
synaptic delay　68
synchronized　96
T1強調画像　170
T2強調画像　170
temporal lobe　32
TE野　94
theory of mind　11
topographic　102
topomapping　168
ventricle　42
vermis　41
visual cortex　47
voltage clamp　148
white matter　35
X線CT　169

執筆者紹介

松村　道一（まつむら　みちかず）

1949年	京都府に生まれる
1973年	京都大学理学部卒業
1978年	京都大学大学院理学研究科修了
	カリフォルニア大学ロスアンゼルス分校（UCLA），
	ワシントン大学霊長類センター客員研究員，
	京都大学霊長類研究所を経て
現　在	京都大学総合人間学部認知情報学系教授
	京都大学大学院人間環境学研究科教授　理学博士

主要著書・訳書

『ニューロサイエンス入門』（サイエンス社，1995年）

『ヒトの動きの神経科学』（共訳）（市村出版，2002年）

『脳百話』（共編著）（市村出版，2003年）

ライブラリ 脳の世紀：心のメカニズムを探る　1
脳科学への招待
──神経回路網の仕組みを解き明かす──

2002年9月25日©	初版　発行
2009年4月10日	初版第6刷発行

著　者　松村道一	発行者　木下敏孝
	印刷者　山岡景仁
	製本者　関川安博

発行所　株式会社　サイエンス社
〒151-0051　東京都渋谷区千駄ヶ谷1丁目3番25号
営業　☎(03) 5474-8500（代）　振替 00170-7-2387
編集　☎(03) 5474-8700（代）
FAX　☎(03) 5474-8900

印刷　三美印刷　　製本　関川製本所
《検印省略》

本書の内容を無断で複写複製することは，著作者および
出版者の権利を侵害することがありますので，その場合
にはあらかじめ小社あて許諾をお求め下さい．

ISBN4-7819-1018-1

PRINTED IN JAPAN

サイエンス社のホームページのご案内
http://www.saiensu.co.jp
ご意見・ご要望は
jinbun@saiensu.co.jp　まで